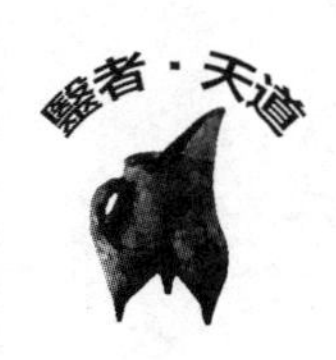

方益昉　著

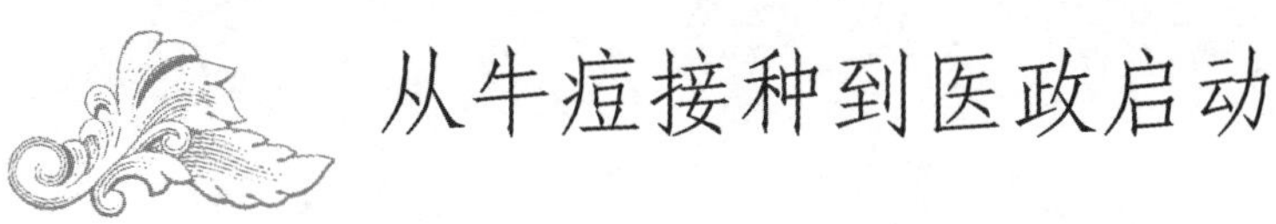

西医东渐中的社会密码

从牛痘接种到医政启动

上海大学出版社

图书在版编目(CIP)数据

西医东渐中的社会密码：从牛痘接种到医政启动/方益昉著．—上海：上海大学出版社，2020.6

ISBN 978-7-5671-3792-9

Ⅰ.①西… Ⅱ.①方… Ⅲ.①医学社会学—研究—中国 Ⅳ.①R-05

中国版本图书馆CIP数据核字（2020）第081003号

责任编辑 陈 强
封面设计 柯国富
技术编辑 金 鑫 钱宇坤

西医东渐中的社会密码
——从牛痘接种到医政启动
方益昉 著
上海大学出版社出版发行
（上海市上大路99号 邮政编码200444）
（http://www.shupress.cn 发行热线021-66135112）
出版人 戴骏豪
*
南京展望文化发展有限公司排版
上海华业装潢印刷有限公司印刷 各地新华书店经销
开本890 mm×1240 mm 1/32 印张7 字数151千
2020年6月第1版 2020年6月第1次印刷
ISBN 978-7-5671-3792-9/R·12 定价 42.00元

前　言

新著《西医东渐中的社会密码——从牛痘接种到医政启动》，是三年写作计划“医者·天道”系列的第二部。相比第一部《人类遗址中的基因发掘——医食同源与医学起源》的漫长时空跨度，本书所涉事件，仅限于发生在近两百年者，且重点明确，对社会发展宏观视野中的医学及其相关案例作断层扫描，凸显社会医学领域中人才、变革和现代化等交叉学科关键词。

现代西医东渐的叙事难点和热点，恰是与之伴随的社会元素。检索中国医学史，或者海量的医学人文话题，有关西医东渐的内容实在不算多。原因在于，史料间距的周期越短，史实可靠的事件越少，越考验思考者的治学能力，尤其考验问题导向的敏锐性。进而要求学者耐得住寂寞，修炼并且保持不闻窗外、甘坐冷板的心境定力。

据此，从事有学术价值的西医东渐研究，必须满足下述要素，从而确保研究焦点独特靓丽、所撰论文个性明显、产出成果高效及时。在融入历史底色的大框架下，充分理解经典医学的诊治局限，将“治病、救人”两项重点各异的执业概念，重新审视，分类阐述，拓展西医东渐和医学人文的研究空间，深刻感悟奥斯勒、特鲁多等 19 世纪医学人文思想家的理念。

首先，西医东渐的主流史料，绝大部分通过文字形式被英语固化起来。这是华夏历史学者在研究故国文化的传统经历中，始料未及的学术意外。19 世纪的官式公文和学术文章，明显带有经典英语（Anglo Saxon，盎格鲁–撒克逊语）的遣词造句遗风，给国内学人，特别是给当下年过半百的国内史学家，平添语言障碍。

我曾试图将 1900 年前后编辑出版的医学英语论文，委托北大、交大等一流医学院的新锐博士翻译，结果这批出没于国际学术论坛、毫无口语交流障碍的青年学者，提交的译稿五花八门（最优译稿已经以学术文本形式，发表在《中华妇产科杂志》2019 年第 4 期），好比面临半文半白的新民体汉语，或科举时代的八股文章，即使从汉语氛围中成长起来的年轻人，不难设想他们的踌躇为难状态。语言能力首先成为不易敲开西医东渐话匣的前置障碍。

其次，西医东渐的学术文本，主要保留在 1840 年后面世的医学传教报告，或者 1887 年创刊的博医会报（*The China Medical Missionary Journal*）中。有利研究者的因素是，检索范围相对有限，西方学人往往顾不上研究汉学领域内的非主流的小众领域，反而给国内学人留出一方难得的机会。

不利的研究条件同时摆在国内学人面前，这批披着宗教外衣的医学文本，早在 1949 年后，特别是经历十年“文革”，即使教堂的外壳还依稀可辨，作为教会文化制品的纸版遗产，早在这片热土化为灰烬。研究人员只得远渡海外，重新发掘，任重道远。由于史料有限且珍贵，从不同的视角诠释同一批史料，并非简单的文字重复，而是考验学识的要点。

最后，在医学思维框架下，阅读和思考与百年西医东渐有关的史料。这种逻辑思维取向，有助于敏锐感受医学案例背后的社会隐喻，而不是将重点花费在理解与诠释一个世纪以前的医学技术水准。透过医学史的多棱镜，走在社会人文的通衢上，一路检视路过的前后风景。

比如，审视下面所附的1903年临床实景，具备医学常识的史学家一眼就可以识别，这是晚期卵巢肿瘤的典型案例。一个世纪以后重新展示照片细节，敏锐的研究目光应该透视并超越患者的腹部异常，本案对现代医学临床执业，已经不具备诊治指导意义。

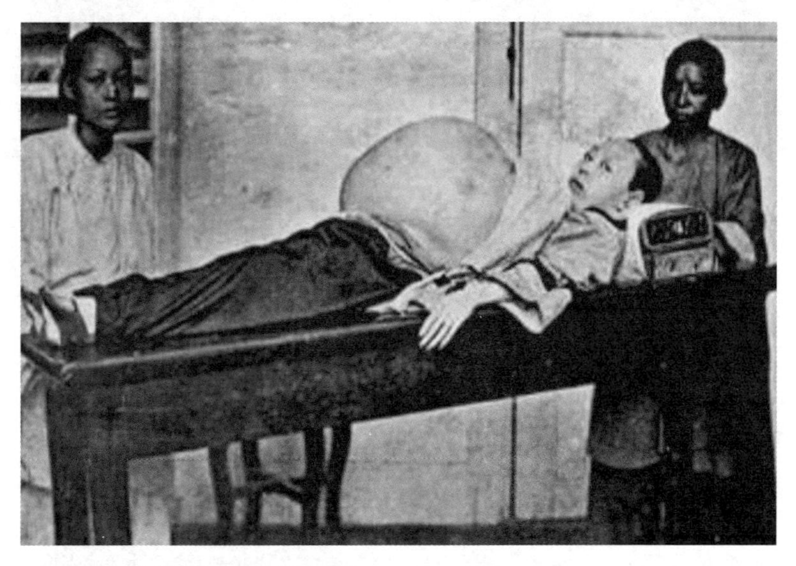

1903年获得成功的卵巢肿瘤切除手术

但是，当我们拨开历史铁幕，聚焦患者的纤纤玉指、眼神期盼和贴身丫鬟的时候，无言的画面顿时冲破以往连篇累牍对晚清女性的固执偏见。这种被重复了千百遍，充塞于虚构影视、教化课本乃至规范史书的暴力话语普遍认定——隔帐搭脉、悬丝诊脉等神话，是民国以前中上层家庭中女眷们普遍的生活境遇，如今看来是主观臆想。

眼前这位病入膏肓的富家女子，面对照相机，以及围绕在相机周围的中外男性医生及其助手，毫无扭捏做派。可以断定，送其前来求诊的家族男性，同样对现代医学充满期待。面临生死抉择，成规旧律束缚不了求生的欲望。此类案例旁证，在本书中比比皆是。

当下，医学人文面临的学术话语困境，堪比坊间的美食话题，只要有张口吃饭的能力，人人都可以聊上几句，但见解是否独特，逻辑是否自洽，只有天晓得。作为借鉴，医学史与医学人文研究，要尽量避免集邮式、碎片化的史料，减少对建制式系统化学术研究的干扰。来自古玩市场的藏品，或许可以满足猎奇，但对学术研究的可持续贡献，相当可疑。

即使术业有专攻的同行，基于不同的学术训练和背景知识，也可能将同样的主题，延伸拓展成南辕与北辙。以近代西医东渐中最为常见的“卫生”一词为例，原本这一源自日文汉译的词语，纯指西方医学概念，即显微镜发明后，医学界刚刚认识到的传染性疾病，也就是医学致病菌导致的流行性疾病预防概念和社会动员策略。

这样一个直白的医学词语，竟在历史学、社会学等知识背景的学人圈中，被长篇大论地、津津有味地考据成先秦精粹，与两千余年国学经典和养身修炼挂起钩来。如果此类满纸荒唐言占据出版物，提高临床医务人员医学人文素养的期待又将长路漫漫。对刚进入医学领域，处于对医学知识海绵式全盘吸收阶段的莘莘学子，伤害更大，有误人子弟之嫌。

作为人人感同身受的健康问题，大家有体验，个个有思考。电脑与移动终端屏幕上，对解剖、组胚、生理、病理、基因、蛋白、细胞等经典和现代医学基本概念一窍不通，对临床诊断和防治逻辑缺乏系统训练，对现代医学的发生、发展轨迹，从未全局把握，却敢于发表见解的，大有人在，成为网络社会里误导社会舆论、负面影响力最大的传媒板块。

本书旨在对抗世间流行的无稽之谈。

《文汇报》的“文汇学人”“文汇笔会”专栏、《科学》杂志，以及“赛先生”“知识分子”公众号，同意笔者将历年所发旧文修订后，收录于本书中，笔者特别感谢他们的信任和长年的支持。

方益昉

2020年3月10日

目 录

下编 近代西医入华的社会土壤 / 085

附录 / 153

上编　中国近代医学事件管窥

西医往来出俊才

——被大历史湮没的十三行小人物

有关广州“十三行”在中国社会进程中的经济地位和历史作用，梁家彬先生1937年所著《广东十三行考》中基本确立了框架。尽管后学新论不断，“十三行考”已成显学，但是，论述视野很少注意这个清代开放窗口在促进西医东渐和外向人才培育方面的萌芽迹象。

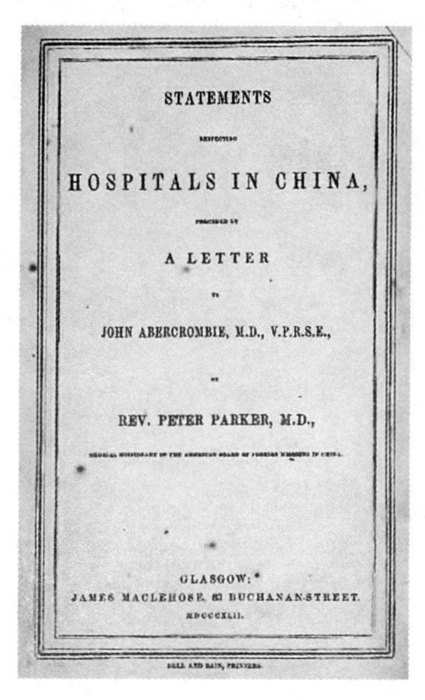

STATEMENTS

HOSPITALS IN CHINA,

A LETTER

JOHN ABERCROMBIE, M.D., V.P.R.S.E.,

REV. PETER PARKER, M.D.,

GLASGOW:

JAMES MACLEHOSE, 83 BUCHANAN-STREET.

MDCCCXLII.

伯驾医学传教集辑（季度报告）

1841年9月，入驻广州十三行“自贸区”，行医5年有余的耶鲁大学医学博士皮特·派克（1804—1888，Rev. Peter Parker，MD），即清代通事旧译“伯驾医生”者，以中华外国布道会美籍医学传教分会（Medical Missionary of The American Board of Foreign Missions in China，俗称美部会）名义，致函苏格兰首席医生约翰·阿伯克龙（1780—1844，John Abercrombie，MD），详细介绍入华医学传教业绩，同时借机募集善款，以期拓展兴医规模。

史学界应该惊讶的是，伯驾在报告中，重点分析了加大培训清国西医人才并将他们送往欧美医学院深造的计划。这份西洋留学提议，比目前认为中国最早的容闳版出洋奏议[①]，即1867年后，容闳向江苏巡抚丁日昌首次和盘托出的“教育计划”，提前25年还不止。

> 基于国王学院已经设立奖学金，专注医学传教培训。皇家外科学院业已培训了专门人才，伦敦教会将洛柯哈特（William Lockhart，1811—1896，旧译雒魏林）派至中国从事医学传教，也应该将中国年轻人送往英国，接受医学传教培训……其实培训中国年轻医学专职人员的工作，我们已经实施，非常有效。好些年轻人正在广州的培训课程中，他们与社区关系密切，可用汉语和英语同时教习。有位学生的父亲（笔者按，实为叔父）支持儿子放弃科举，投身西医。已经有纽约医学绅士承诺，皇家外科学院接受几位学生，他就赞助同样的学生名额。为何剑桥、牛津、利物浦、格拉斯哥和爱丁堡的大学不能启动类似计划？

报告内容翔实，将实施可能、预算估计和尚存难处，逐个加以讨论，目前国内学界对此还未引起重视。自民国初年舒新城《近代中国留学史》以降，探索近代中国现代化人才起源，学界先后有幼童说、洋务说、庚款说、女性说等。笔者以为，19世纪最早提议选送俊杰出洋留学，或直接在本土造就外向型

现代西方医学充任宗教侍女，有规划、有规模地登陆华夏，已成学界主流共识。

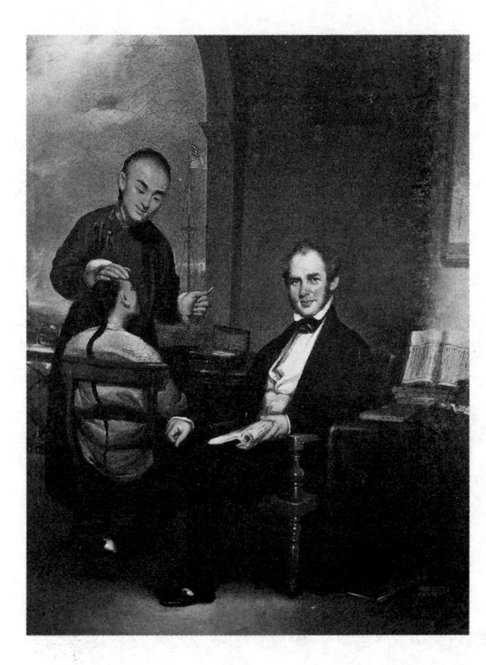

《伯驾与关韬在诊所》，关乔昌画，1839 年

国际接轨人才的，应该包括医源说在内的可能路径。

一、本土西医关亚杜

现代西方医学充任宗教侍女，有规划、有规模地登陆华夏，已成学界主流共识。1835 年 11 月 4 日，伯驾在十三行猪巷（Hog Lane）3 号，即新豆栏 7 号丰泰行（Fung-tae Hong，San-taulan Street）设立新豆栏医局，无疑可视作传教士医生入华执业源头。其首日诊所工作日志记载②：

一共来了四个求诊者。一位双眼全瞎的女性，另一位双眼视力几乎丧失。但我不忍告诉患者，恢复视力渺茫，几乎没有治愈可能，声称会竭尽努力。还有一位25岁的患慢性红眼炎症，一位双眼翼状胬肉，伴右侧上眼睑内翻患者。

由于伯驾医术领先，免费为穷人治病，求医者日益增多。那个时候，府台老爷压根儿不相信，不识岐黄的红毛番鬼，还有治病救人的能耐。可见，创新往往发端于政策盲点，是机遇的恩赐。年轻的伯驾钻了监管的空子，凭借西医好手艺，逐步获得治病救人的好名声。

生意兴旺，忙煞想干事、能干事、干成事的伯驾医生。他开始师徒式传授医技，最高纪录是同时指导5位本地习医者，从英语教学，到临床操作，规范培养。其中，伯驾最著名的学徒要算关韬，又称关亚杜（英文名Kwang Ato），是伯驾的研究助理关乔昌（林官，英文名Lam Qua）的侄子。关韬就是伯驾经常向西方募捐人介绍父子同心，投身西医传教事业的学习标兵。（见伯驾医学传教季度汇报，1841年9月版）

19世纪30—40年代，中国仍通过科举选拔人才。年轻学子普遍以追求功名为首选，以期光耀门第，继而名利双收。而对关家这个十三行地区的传统商家，伯驾的出现居然影响了其家族规划。商二代后人毅然放弃科举机会，拜师西洋人习医救人，以当下的话语表述，是属于思想创新、开拓进取的新一代。

从此，本土西医第一人关韬的生平，与新豆栏医局的发展联系起来。1855年，从费城杰弗逊医学院毕业的医学博士嘉约翰（1824—1901，John Glasgow Kerr，MD），将新豆栏医局升级为集博济医局、博济医学堂于一体的医学机构，关韬以扎实的汉学与西学复合文化背景，凭借本土西医精英的独特身份，继

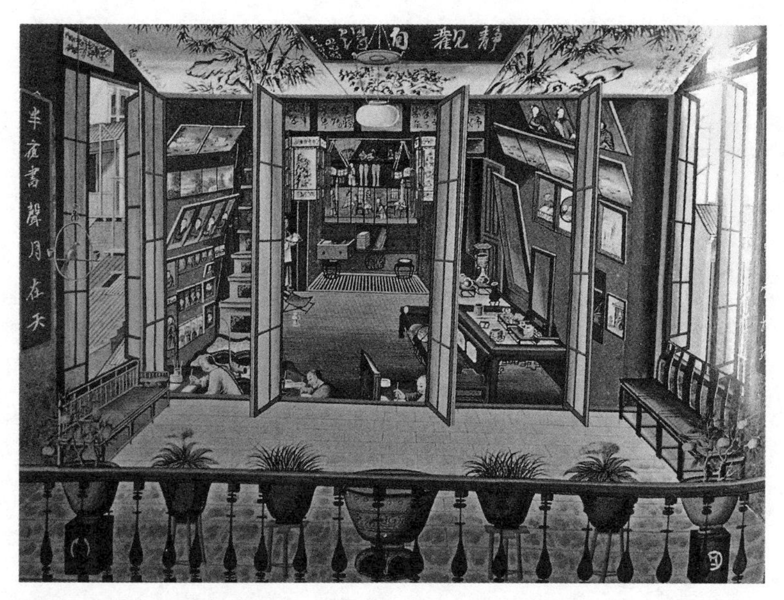

《关乔昌画室实景》，定官画，1840 年

续服务于博济，成为西方医学传教士云集行业中的顶梁角色。

博济系发展期间，关大夫一度从军，称其为我国军医第一人，也许不算夸张。但其人微言轻，在现代科学建军思想被朝廷全面采纳之前，仅靠个别医生的技能，无法改善部队战斗力，中日甲午战争的较量就是实证。[③]日军完善的医疗后勤保障提升了其战斗力。

二、病理画师关乔昌

伯驾行医十三行，盛邀同文街 16 号绘画作坊的关乔昌画师与其合作。从目前流传于世的大量医学示意图来看，关画师对促进西医东渐，乃至西医现代化进程所做贡献，尤为特殊。我国医学史界对其成就的重视程度和研究成果，远远不如包括耶鲁大学在内的西方学界。

十三行边界上的同文街是个华夷混杂的区域，特别吸引小商、小贩。关乔昌原本主业为画肖像作品，因其技术好，销售一幅可入账 15 银元。但他常被客户议论，不愿为了多挣钱美化客户的肖像。他看到多少细节，就画多少笔墨。所以，将他的画作作为研究史料，基本靠谱。

把画坊设在特区旁边，争做洋人生意，通常是画坊的基本业态。西洋商人来华定制精美瓷器，常常专门要求烧制家族族徽，或者含有外来文化特色的图案，以满足特殊用途。画坊则按照窑场的工艺流程，将外商带来的图案，重新绘制成符合瓷器加工标准的中国式作品。

为此，理解并且讲究解剖、比例、视角、焦点、明暗、色彩等技巧的西风画室，在窑场和外商之间，架起了西画东渐的桥梁。从明末利玛窦传入西画起，恐怕泱泱皇土，只有苏州桃花坞年画师傅和广州十三行瓷画师傅，开始掌握西洋绘画的基本概念和用色笔触。

掐指算来，关乔昌可算 19 世纪最早的境外培养的国际接轨人才。他曾经跨出国门，在葡萄牙人统治的澳门，师从英国著名画家乔治·欣纳利（George Chinnery，1774—1852），深得其油画真传。观看关乔昌作品，其肖像、场景、视角和色彩，与欣纳利的作品极其相似。但关乔昌声称比洋师傅画得更好，理由是，钦差大人林则徐也请他画肖像。

在没有照相机等仪器设备的时代，伯驾出人意料地聘请这位懂得西方解剖、透视原理的画家，一起记录了上千个图文配套的临床手术写实案例。这支史上最早的中外合作医学研究团队，对广州地区罕见病，或者因为缺乏西医外科救治，久病耽搁成重症的病例，如晚期乳腺癌，肉瘤和淋巴瘤的研究记录，影响至今。

伯驾研究团队积累的原始资料，不仅被博济医疗机构用作未来的医学教学案例，也成为向欧美慈善机构募集资金，扩大传教与医疗规模的实物凭证。同文街附近的行贩们都知道，要是16号画坊里见不到关画师，那他一定在新豆栏诊所绘制现场病例。

比如23岁的包阿兴，左臂反复骨折，肿大成瘤。1836年11月15日上午11点施截肢手术，患者一年后成婚，靠卖水果

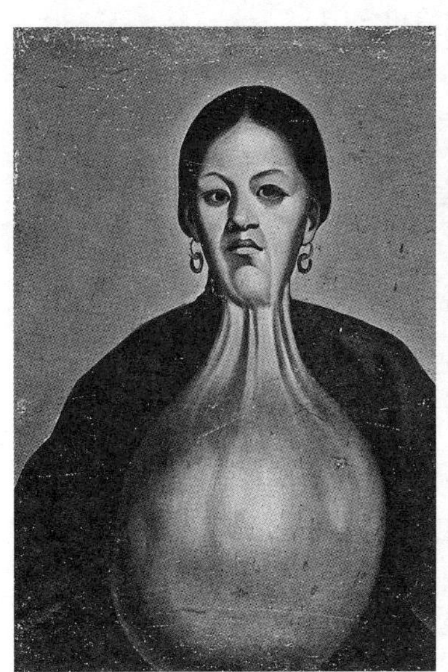
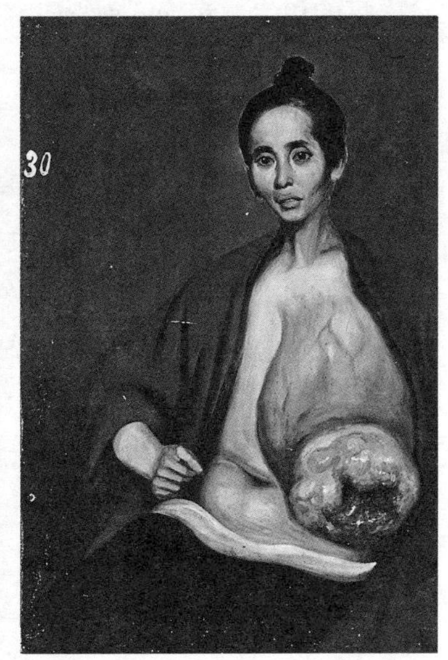

各类病理示意图，关乔昌画，1836—1837年

这批华洋精英合作的艺术与医学交叉的肿瘤病案，作为独特的原始资料，不仅符合现代医学共同体的认知规则，还另有社会价值，即南方油画前辈在把握人体解剖常识方面，胜过中原传统医家。

生活。又如13岁女孩阿开，右边太阳穴有巨大肉瘤。1837年1月19日被麻醉后切除，14天后痊愈。至于20岁的杨施，颈部肉瘤下坠至脐部，手术切除后，杨家祖父写下“秋菊初绽馥郁，谨以数语感念先生之大德与高技，今鄙孙子女得以康复，愿先生之名留传千年子孙，愿先生之功德万年遗福！花县杨玉德”的感激之语。晚期乳腺癌患者更是占了新豆栏诊所病人中的绝大多数。

这批华洋精英合作的艺术与医学交叉的肿瘤病案，作为独特的原始资料，不仅符合现代医学共同体的认知规则，还另有社会价值，即南方油画前辈在把握人体解剖常识方面，胜过中原传统医家。从王清任《医林改错》等医家所述可以发现，清代不乏关注人体解剖的有心人，但他们孤军摸索，除了改良传统中医的勇气，实际解剖学研究成果有限。

三、痘师大佬邱浩川

19世纪初，英国医生琴纳发明牛痘疫苗以期预防烈性天花传染。两百年前的这项成果，标志人类从以毒攻毒的笼统概念，开始掌握利用低毒病菌，通过激活体内免疫力，从而抵御疾病的科学路径通达了。牛痘疫苗临床成就的历史地位，可以与当今科学家正在孜孜以求的艾滋病疫苗研究开发相提并论，一旦取得突破，则居功至伟。

1802年，东印度公司驻澳门的资深雇员，作为皇家外科学会成员的皮尔森（1780—1874，Alexander Pearson）医生，在澳门启动牛痘接种，且种且摸索，探究适合牛痘进入澳门及周边人群的实用方案，比如人员培训、牛痘来源、痘种保存和接种

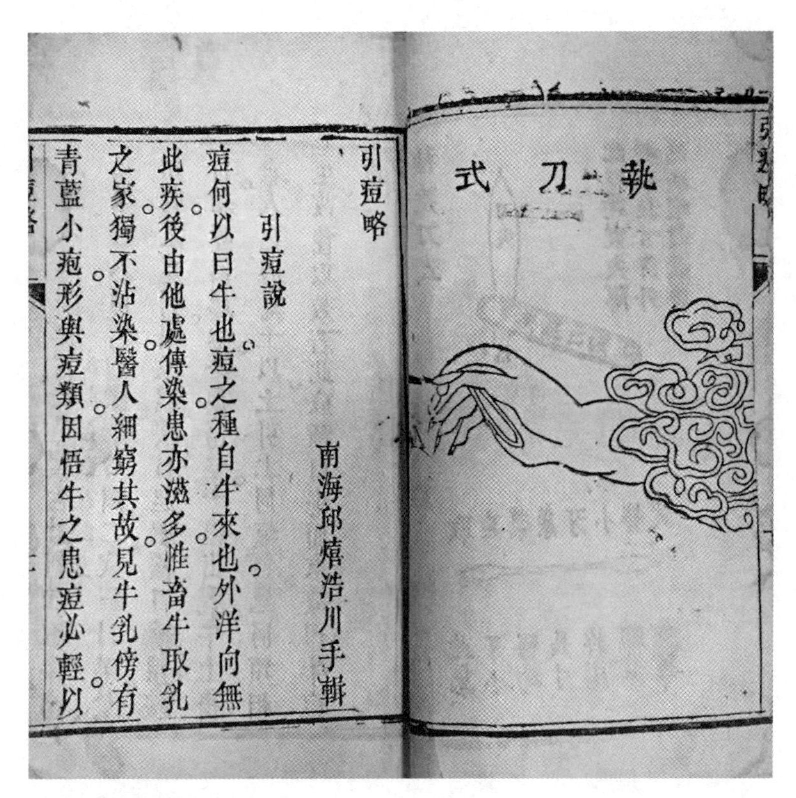
引痘略

南海邱熺浩川手輯

引痘說

痘何以曰牛也痘之種自牛來也外洋向無此疾後由他處傳染患亦滋多惟畜牛取乳之家獨不沾染醫人細窮其故見牛乳傍有青藍小疱形與痘類因悟牛之患痘必輕以

執刀式

邱熺著《引痘略》，1832 年版

技巧。这些有关疫苗防病能否本土化成功的要素，一个环节掉链子，就将全盘失效。

转折性的机遇出现在 1805 年，广州十三行行商注意到皮尔森已经在澳门接种防病 3 年。这批嗅觉灵敏、头脑精明的本土粤商，开始接洽皮尔森大夫，发掘潜伏在牛痘上的创新机遇。他们不是医学人，但历来养成关注海外新产品、新技术、新理念的职业思维，发现并惦记着接种牛痘预防天花这一医学商机。

十三行行商判断，抗击天花的技术产品和接种服务，不仅能带来商业利润，还可兼顾积德行善。这个源自商业系统的明智决策，在人口世界第一的中国，特别是居住密集的城镇接种牛痘，本质上打响了预防天花的世纪战役第一枪，承担起动员全社会彻底消灭天花的历史责任。

也就是说，科班出身的医生和连篇累牍的医学文献，原本并非健康促进的充要条件。十三行集资创新的牛痘接种善局，比耶鲁大学医学博士伯驾首次引进现代医学概念的新豆栏医局，整整提前 30 年。痘局直接由代表行商协会的公行出面负责投资运营，出手格局非同一般，大过皮尔森的小打小闹，接近现代卫生站配置。

牛痘新品从唯一开放的广州登陆，符合十三行自贸区的流通规定。有识之士熟知相关进口皇法和夷务，先去道台衙门登记赋税，再回行商栈房升匾开张。接下来新产品、新技术与传统社会如何融合，就是市场的法则和商人的本事了。

出任痘局接种员者称痘师，需具备英商馆工作经验，类似现在外资企业履历。首批参加皮尔森医生培训的，好比黄埔一期赤脚医生，要求掌握皮肤清洁、刀具消毒、痘症护理和疫苗处置等手艺。广州地区民众，有钱的花一块洋银，可享受上门服务；贫困的捐赠痘孢脓汁，也可免费接种。前者是纯商业营利的，后者付出身体代价，交换种痘服务。

当年人们担心捐痘会大伤元气，但元气之说在商业伦理下，被有效耕织为健康网络，成为十三行的创意发明。在没有冷链运输知识和技术的两百年前，商船航运和商贸人员，从遥远的西半球，历经上百天海上旅途，如何将牛痘疫苗运达东方港口，

邱禧父子及其后世的天花预防事业造福华夏，史上冠以“邱氏世业”盛名。

同时又要保证疫苗的高效活性，是值得医学、运输和商界各方严肃对待的重大科学难题。

为此，痘师们专挑皮下疱疹硕大的接种对象，截流保存其再生牛痘脓汁，用作下一名接种对象的疫苗。商人们最现实，牛痘大规模接种，依赖进口不现实，细胞培养靠人体！如今，基于人体的交叉污染愈演愈烈，从母乳到血清，现代医学已将过往类似的便利手段全部摒弃。纯洁医学，被人类自身颠覆得越来越纠结。

1817 年，经皮尔森一期培训，编撰《引痘略》的痘师邱熺（浩川），即西方人笔下的 A. Hequa 或 Dr. Longhead，归纳疫苗接种内容，提出天花预防的本土服务模式，重点改良疫苗的留种、扩增与保存，程序细节相当接近免疫学和细胞学的先驱性工作。即使皮尔森的种痘技术传世已经 10 多年，但并未阻碍邱熺与西洋夷技较量的勇气，他最终自成一派。

其实，在扩大牛痘接种的市场份额和社会效应的过程中，邱熺面临的政商干扰、技术困境、疗效质疑，不比目前临床新技术应用时境遇宽松。他统筹打点种痘之外的心思，一样繁杂而且焦虑。各地衙门不时装疯卖傻，官吏们无非要点小实惠。然而事实是，未来一个世纪，牛痘接种的社会风气居然在无须政府调控，没有卫计委监管，不依托传统中医的局面下，真的逐渐营造起来。

仰仗传统的商业德行和邱氏的技术标准，根植于儒家文化的痘局与痘师，哪怕看在饭碗的份上，也懂得买卖自律规范，不敢弄虚造假，逾越雷池。邱禧父子及其后世的天花预防事业造福华夏，史上冠以“邱氏世业”盛名。以今日眼光定位，本

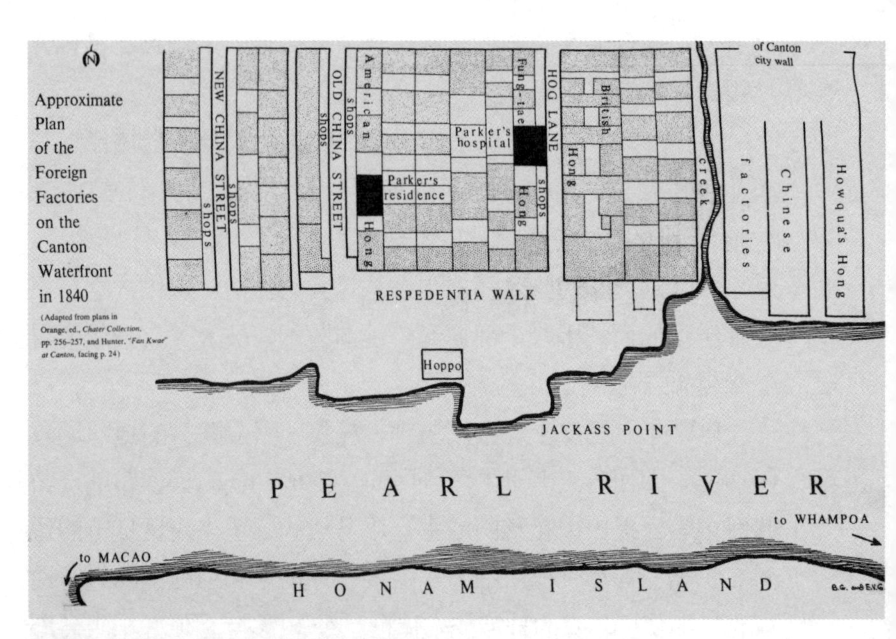

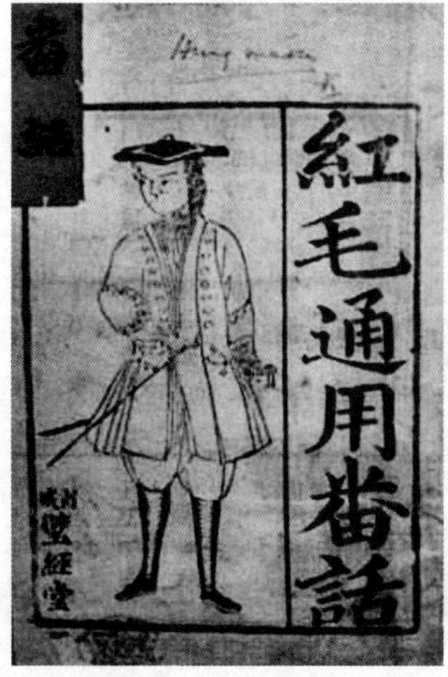

十三行地形图（上）与外语学习资料（下），1840 年

质上是转化西方新颖技术，不仅建立了中国式生命科学的实用模式，更是首创了社会共建防病机制的一个成功案例。

四、夷务小吏李致祥

大清皇法历来规定，外商洋人不得跨出500多米长、200多米宽的十三行外贸窗口。为此，荷兰、丹麦、英、法、美等各国商行，以及潘行（PAN QUA）、胡行（HOW QUA）等华商巨贾，在此构筑高大结实、西式洋派的库房与店面，辟有旧中国街、新中国街、猪巷（新豆栏街）等几条通道，直达沿江码头，又与同文街上小商贩交通。

以往，常来十三行港口的，多属远航来华船医。这些外轮公司的雇员，哪里忍受得了狭小憋屈的空间，最多待上几年就拜拜。但自伯驾开始，传教医生发誓“插队落户”，扎根皇土奉献自己，拯救他人终老此地。其言行影响了社会风气，甚至改变了大清官员所思所想。

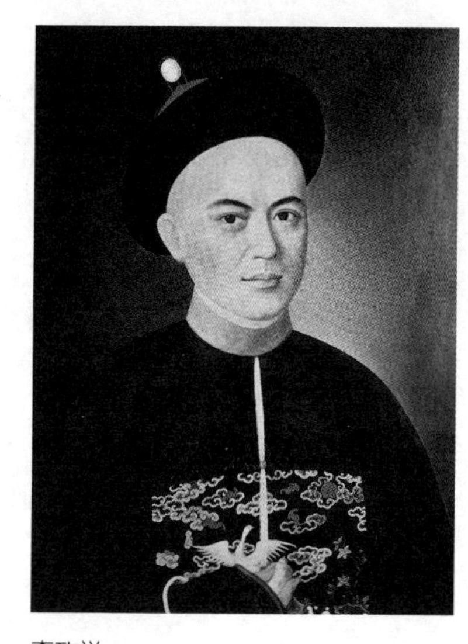

李致祥

1842年某日，十三行里的小教堂，举行着一场特殊的基督教婚礼。男方是月俸15银元的六品夷务小吏李致祥，他年前还在为钦差大臣林则徐奔走。1841年夏秋，林大人被革职充军，李致祥与父亲乘赋闲在家，商量着把延续香火的婚事办了。李家是本地望族，

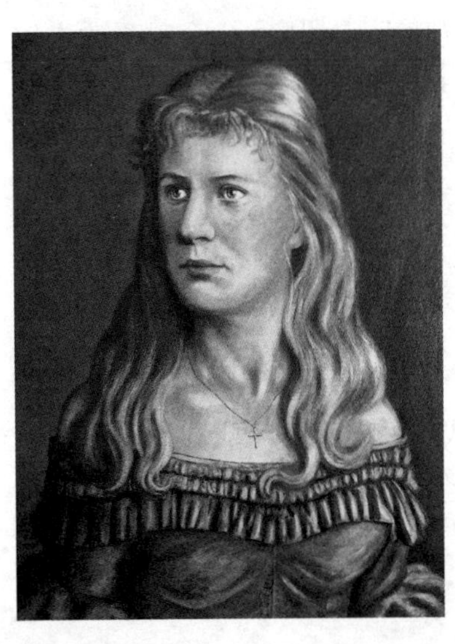
苏珊

父亲李新华与林钦差还是同年进士，虽说官至三品，却并不迂腐。

女方苏珊小姐是美国传教士京威廉的女儿。这个在十三行街区居住多年的基督教家庭，只被允许在距离羊城一里处散发福音小广告，被当地人戏称为“番鬼红毛”。大清境内，以官二代身份明媒正娶洋二代，李家恐怕真的要数清廷入关后第一遭。年方 28 岁的李致祥原本以为，已在十三行从医多年的伯驾医生，理应娶 24 岁的洋牧师女儿苏珊做新娘。

他曾经按捺不住问美女，是否喜欢美国帅哥。苏珊大方地告诉李夷务，自己对伯驾医生的爱，是基于对上帝的爱，爱他热心传播上帝福音，爱他用心救治本地病人。这些爱的箴言，即使年轻的举人早已博得功名，却未曾在诸子百家中读到过，这番爱的启蒙，要算在异域文化头上。

西洋婚礼结束后，男方在广州城里安排了传统的拜堂仪式，宴请 200 多位贺喜嘉宾。据现已定居阿拉斯加的李氏家族嫡孙回忆，当日婚宴仅十三道菜，计有“永结同心、百年好合、鸳鸯戏水、红銮金凤、如意吉祥、花好月圆、百子千孙和满堂吉庆”等冷热大餐与点心。

倘若此事属实，相比道光年间农家土豪和氏族大户的婚庆排场，李氏娶亲真是既吉利光鲜，又移风易俗。此前几年，李致祥和苏珊这对受过良好教育的新人，在语言、文学和宗教诸方面互学沟通，继而产生爱慕，完全合乎情理。乡邻熟视无睹，社会习俗接纳，以至十三行首富浩官伍秉鉴，晚年也憧憬过移居美国的梦想。

李致祥随洋家庭云游各地长见识，最终举家移民美国，替首富同乡实现了梦想。而更多年轻学子的西洋愿景，不久就实现了。1845 年 11 月 8 日，《伦敦新闻画报》图文并茂地报道，两名来自广州十三行商人家庭的男孩郭亚成（A-SHING）和陈亚裔（A-YOW），从利物浦上岸，八个月后移居伦敦，他们面目聪慧，外表儒雅，英语能力日趋上进，开始参与社会活动。

如果说，新闻画报上少年秀丽的汉字签名，还只是他们的出洋标记，那么稍晚涌现的初晓外语的通事翻译，皎皎者如林鍼（号留轩、景周、景春）、戈鲲化等，竟成学者型通事，前者曾在曼哈顿法庭为华人主持公道，后者曾任哈佛大学首位华人汉语教授。

哪怕当年广州俚语创新“番鬼红毛”，其实也并无恶意，比如出版商壁经堂，特意翻印《红毛通用番话》，以满足民间与洋人沟通的社会需求。通事们除了日常语言中介，还记录了诸如《西海纪游草》等海外掌故。在外籍人士拥挤的十三行狭小地界，东西方文化自然接触，传播西洋物事，对传播先进技术和社会观念的贡献不容小觑。

相比晚明以来十三行的外贸窗口功能，广州十三行行商在其最后的几十年里，关注海外技术，包括医学技术的引入和投资，运用新技术有效改善生存环境，并促进本土外向配套型人才的培育。这些孕育现代化进程的民间萌芽和历史细节，有待学人继续发掘。

注释：

① 参见容闳著，徐凤石、恽铁樵译:《西学东渐记——容纯甫先生自叙》，新世纪出版社 2011 年版。

② 内容有细微不同，参阅 Edward V. Gulick. Peter Parker and the Opening of China. Harvard University Press, 1973。

③ 宗泽亚:《清日战争》，世界图书出版公司 2012 年版。

割肝钻颅费心思

——晚清人体常识揭示的文化困局

1884年5月8日（农历四月十四日），以介绍新闻、新知为己任的《点石斋画报》，由吴友如等新派画家主创，在沪上夷场付梓首发。当日刊登8幅绘画新闻，售价5分洋钿，时值一斤鸡鸭一斤鱼。署名尊闻阁主人的创刊前言称，秉承泰西新闻传播手段，采用泰西绘画求实技法，乃因“同治初上海始有华字新闻纸，厥后申报继之……日售万纸，尤不暇给，而画独阙如”。

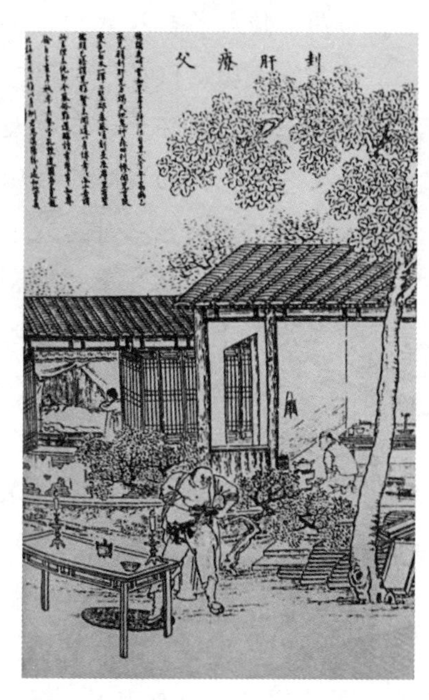

《点石斋画报》创刊号第8版（1884年）

130多年来，研究新闻传播和近代历史的学者，对《点石斋画报》盛赞有加，却始终未见专家指出，画报祖宗在创刊号上，或是有意考验后学，或因无知埋下乌龙，在第8版所画“割肝疗父”中，竟将人体肝脏，从腹腔右侧挪到左侧，脱离新知求实办刊宗旨，违背泰西解剖东渐常识。乌龙揭晓虽迟，白纸黑字却不失为一个医学史研究切口，进而剖析晚清西学东渐困局。

一、先秦文明积累丰富的生理常识与处置经验

> 黄帝问于伯高曰：余愿闻六府传谷者，肠胃之小大、长短，受谷之多少奈何？伯高曰：请尽言之。谷所从出入、浅深、远近、长短之度：唇至齿长九分，口广二寸半。齿以后至会厌深三寸半，大容五合。舌重十两，长七寸，广二寸半。咽门重十两，广一寸半，至胃长一尺六寸。胃纡曲屈，伸之长二尺六寸，大一尺五寸，径五寸，大容三斗五升。小肠后附脊，左环回周迭积，其注于回肠者，外附于脐上，回运环十六曲，大二寸半，径八分分之少半，长三丈三尺。回肠当脐，右环回周叶积而下，回运环反十六曲，大四寸，径一寸寸之少半，长二丈一尺。广肠傅脊，以受回肠，左环叶积上下，辟大八寸，径二寸寸之大半，长二尺八寸。肠胃所入至所出，长六丈四寸四分，回曲环反三十二曲也。（《黄帝内经·灵枢·肠胃》）

照说画报面世之际，西学东渐风气正浓，精英却闹出“点石斋乌龙”，可见社会知识阶层汲取西方文化实效可疑。但就此断言，华夏一贯缺失人体解剖常识，却属过度推论，难以成立。两千余年前整理《灵枢·肠胃》的先贤，洋洋洒洒描述人体概况，尽管信息细节有出入，但所谓华夏没有解剖知识，尚未积

累脏腑器官常识，与史相悖。将此引申为与现代医学失之交臂的原因，实为不妥。

即便成熟的西方经典解剖学，同样难免疏漏，但据此亦不足以否定现代医学对人体各大系统的合理认知。2017 年，《柳叶刀》（*The Lancet*）发表爱尔兰林莫瑞克大学（University Hospital Limerick）新说，肠系膜（Mesentery）是人体器官第 79 位新成员。随后加州大学旧金山分校 Looney 团队，通过《自然》（*Nature*）宣布，肺脏也是血小板造血器官。可见，更新人体认知的探索，一直在路上。

重点是，《黄帝内经》整理者主动运用长度、重量和方位等定量概念，描绘腹腔肠胃内景，意识到"他者"验证的重要性，初具朦胧的科学萌芽。他们回避肝、胆、脾等腹腔器官与"肠胃"的关联，应属观点不同，而非观察疏漏。一般而言，观察性知识并非建立在逻辑推理之上，人身大体识别这类博物学范畴的经验积累和知识体系，完全可能早于科学体系，率先展现文明曙光。

值得强调的是，上述两百多字的先秦文字，涉及 12 种腹腔脏器，其中 11 种名词被现代医学文献继承，可见学术共同体认可其历史贡献。更有意义的是，当下解剖学领域最新发现的肠系膜，其定位就相当接近《灵枢 · 肠胃》中的"傅脊"者。先秦解剖知识，至少应在文化层面予以肯定。

如果结合考古学层面的证据，华夏文明对身体的识别、探索和理解，则更加源远流长。1991 年，江苏省昆山市赵陵山良渚新石器遗址（约公元前 4000 年）出土一枚圆形陶盖，与以往出土陶器的编织纹装饰遵循叠压纠缠、环绕始终、左右环绕的

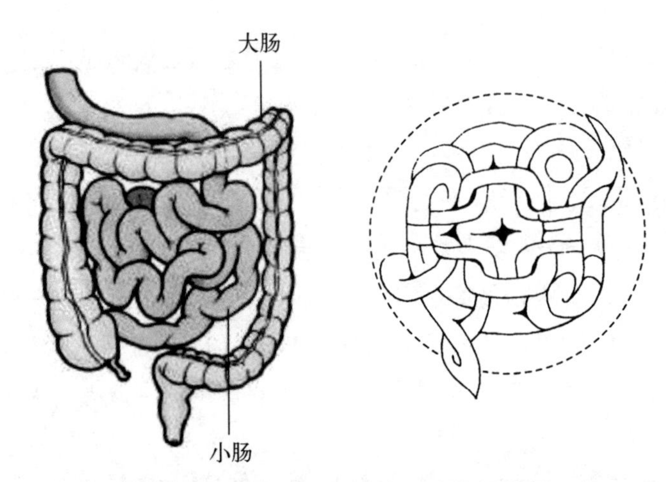

现代哺乳类消化系统（左）和良渚文化赵陵山源极图（右）

基本脉络不同，另有所创。

历史学者基于生殖崇拜，从中识别出了女阴神秘；自然学者注重天人合一，发现白蛇青龙纠缠外观；解剖学者立足先民生活经验，解读出完整的卵生动物胃肠器官①。刻画在远古陶器表面的浅显信息，无疑被先民寄托了无限循环的意象，呈现其原始思维。

六千年前，刚刚告别狩猎社会，进入渔猎农耕并存阶段的先民，为猎物开膛破肚是日常工作。艰辛劳作的他们，自身也经常遇袭，导致破腹流肠。因此，先民们从生活经验中，积累起越来越多的解剖知识，掌握了成熟的外伤处置技术。原始文明的精湛操作，即使按现代标准，也令人叹为观止。

作为证据，中科院考古所发掘出的四千年前青海省民和县阳山墓地中编号 70 的男性墓主头骨后顶部，有一个略呈圆钝三角形的大孔，其最大矢向径和横径约为 42 毫米 ×33 毫米，钻孔创缘钝化，新生许多小尖状骨赘。孔口周围可见约 8 毫米宽的刮削面，其表面也已钝化，并呈“晕圈”状，向创缘方向逐步变薄，人工介入痕迹明显[②]。

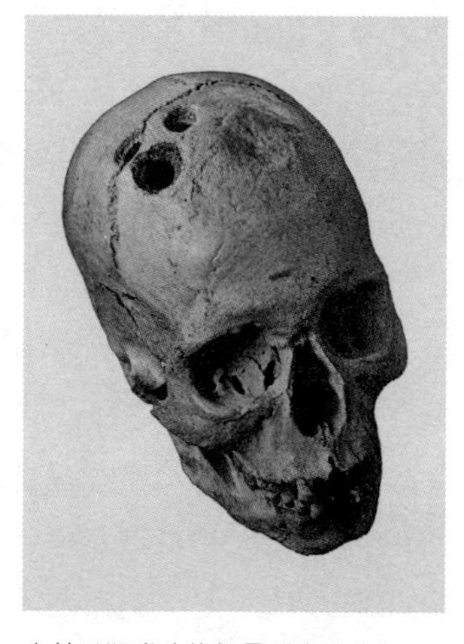

史前时期成功的颅骨手术孔缘

考古研究认为，重击酿成的头颅骨折，易导致颅内炎症。时人在伤员头顶实施开颅手术，凿开大孔减压。从创伤孔缘生出骨刺，以及“晕圈”状刮削面的现象推测，病人术后至少存活过一段时间，手术很成功。类似发现在国内外还有好几例。[③]可见，无论出于治疗，还是宗教目的，华夏先民在自身器官把握上，与世界接轨。

远古识别腹腔脏器的机会，大大超过脑部，难度也有所降低。先民在实践中，对腹部脏腑把握更多细节，可以比较鱼类等水生动物，猪犬类等哺乳动物器官，再渐进到人体腹腔，触类旁通积累各种器官常识。先秦百家著作在述及农事、食事的文献中，均有大量相关记载。

其中，庖厨职称食医，掌握腑脏知识最丰富。“食医，掌和王之六食、六饮、六膳、百馐、百酱、八珍”（《周礼·天官冢宰》）。华夏首份食谱记载的八珍（林乃燊《中华文化通志》），集炮豚和肝膋等八种烹饪技法，与脏腑密切相关。炮豚“取豚若将，刲之刳之，实枣于其腹中”；肝膋“取狗肝一，幪之以其膋，濡炙之，举燋其膋，不蓼”（《礼记·内则》）。

孔圣人拘泥于食物禁忌，“不食雏鳖，狼去肠，狗去肾，狸

考古学家相信，东西方文明在两千年前已有交流，是时，华夏生理解剖知识接轨世界，华夏医学萌芽不该只有阴阳五行经络学说一家独大。

去正脊，兔去尻，狐去首，豚去脑，鱼去乙，鳖去丑……雏尾不盈握弗食。舒鴈翠，鹄鸮胖，舒凫翠，鸡肝，鴈肾，鸨奥，鹿胃”（《礼记·内则》）。总计53个字涉及7种器官名词，均被后世医书直接引用。也就是说，最迟至公元前500年，黄河流域的器官知识和专用名词，已经成型。

有足够证据表明，在中国思想界最开放、最活跃的公元前几个世纪，先秦时代与古罗马文化对人体解剖的认识是接近的。实物依据是，秦始皇陵墓出土的大力士雕塑，当时的工匠对肌肉的逼真把握和重塑，堪比西方解剖学发源地的水准。考古学家相信，东西方文明在两千年前已有交流，是时，华夏生理解剖知识接轨世界，华夏医学萌芽不该只有阴阳五行经络学说一家独大。

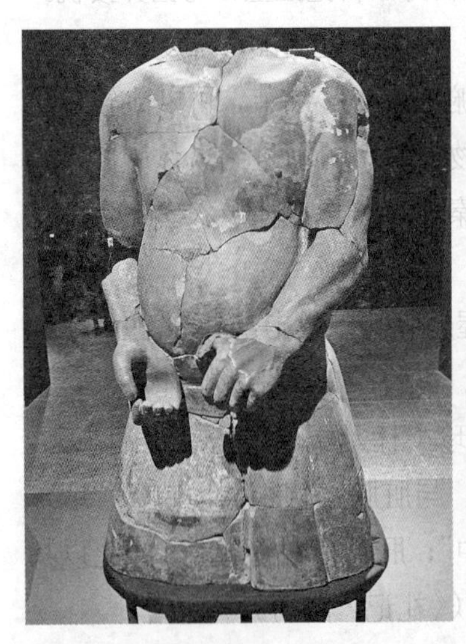

纽约大都会博物馆秦汉特展与解剖注解（2017年）

到了更下层的中小城市，饱学士绅对西医东渐的认识，混淆于宗教与神怪之间。

二、晚清有识之士重新认识被抛弃误读千年的人体通识

那么，为何两千年后的文化精英有关肝脏的基本认识，反而大大倒退了？换一种问法，当时的华夏医学认知，到底与客观世界和西方医学有多大差距？“割肝疗父”的纠结焦点恰好触碰这个困局。在电灯、电话、电报、缝纫机、自来水、火车等代表性现代化设施已经落户上海之时，传播西学信息、技术和思想的传统文人，一方面靠新闻纸依样画瓢，另一方面却照样生活在旧世界。

点石斋抱守“肝生于左，肺藏于右”的阴阳五行所造乌龙，思维模式与儒家学说两千年来的垄断相关，即大一统思维方式由皇权设计，顶层独尊一种理论、一套教化。一定程度上，帝皇的政治需要，抑制了华夏医学的多元发展。治病救人的基本手段，仅局限在阴阳五行经络体系中。尽管该诊治系统在生活水平简朴、平均人寿低下、疾病谱系单调的社会中，也起了维持健康的积极作用。

晚清知识精英对人体解剖常识的缺失，并非笔误偶尔为之。19 世纪 80 年代，西医东渐早已推动西式医院登陆沪上，仁济（RENJI）、公济（GENERAL HOSPITAL）和同仁（ST. LUKE'S Hospital）三家成立最早，而且同仁医院附属大学招收医学生也有多年。全国来看，至少两名大清臣民，即男生黄宽、女生金韵梅已从欧美医学院毕业，荣获医学博士。广州博济医院收治病患半个世纪，附属医学堂招收学员 30 余年。夏葛女子医学堂，亦随世界潮流落户广州。

但西医的正面社会影响力，此时仍普遍不足。到了更下层的中小城市，饱学士绅对西医东渐的认识，混淆于宗教与神怪

之间。以温州张㭎1909年正月二十六日日记为例，进入20世纪的读书人论及西医，津津乐道似有推崇之意，更多暴露出对常识的一无所知。

李君萼甫来谈，云前日有吃鸦片烟者四人，上郡请外国包医生诊治，医士谓三人可以用药戒断，唯一人则因病食烟，其脏腑受毒不浅，必须解剖。初犹为难，经包医士许以保险始允。即引此人入内室，用药膏贴其额，人即晕去入死，乃剥去衣服，先用药水抹其腹皮，出利刃剖开胸腹，将肝肺脏腑一概取出洗涤，肺肝为烟汁所熏已成墨色，肝内有肉球一块，即割下弃去。然后将肝脏等一一纳入腹中位置完密，始用线纫合腹皮，再用药水抹上，命人抬此人出外，始将药膏揭去，而其人已蹶然醒矣。三人问之，曰：尔有所苦否？彼应之曰：吾方得甘寝一向晌，何苦之有。噫！观于此而后之西医之术，洵可继中国华元化（佗）遗踪者，以视仅日之仅读《汤头歌》《药性赋》，悬壶糊口者流，则更判若天渊矣。（俞雄选编：《张㭎日记》）

据学者李世众《晚清士绅与地方政治——以温州为中心的考察》的研究，张㭎（1860—1942），字震轩，1880年入邑庠，为县学诸生，终生以教书为业，是典型的传统学人。包医生则指英籍医生包莅茂（W. E. Plummer），在基督教循道公会1897年创立的温州定理医院供职，该院1906年后改名白累德医院。

如果仅将张㭎记载视作茶余笑话，恐怕会坐失观察晚清文人知识结构的机会。作为19世纪60年代出生者，张㭎与旅美百人团幼童同龄。容闳带出的这批少年，到了19世纪80年代，先后在美国大学注册者已有60余人，其知识结构与现代化直接相连。地处东隅的秀才，知识结构依旧，但开胸破腹和洗涤脏腑，对其脑海的冲击，也仅仅激起对华佗式神医的敬仰，和对江湖郎中的谴责而已。

当然，也不乏放弃偏见，放下身段，亲近西学的传统本土学人。就上海而言，19世纪中叶的学人王韬在日记中，详细罗列阅读西学文献的风气首先在墨海书馆朋友圈内形成。传统文人一贯坚守良医良相情怀，文人阅读医书是消遣爱好与社交话题。1851年，首部西洋解剖生理教科书《全体新论》由合信译出后，西方学院派解剖知识开始进入文人视野，王氏朋友竞相阅读。

《王韬日记》载："海防署内阍胡雅堂来，购泰西医书数种去"，且相互转达，"若有泰西奇闻异书，可投其所好。"（1858年九月十四日）又"西医合信将行，以书数种相赠……合君精于医理，为人浑厚朴诚，亦泰西医士中之矫矫者。所著有《博物新编》《全体新论》《西医略论》《妇婴新说》《内科新说》五种，笔墨简洁，讲论精核，真传作也"。（1858年十一月十三、十四日）

王韬读书比较诚实，自知西学功底浅薄，数理内容过于深奥，颂之不易理解。"《几何原本》八卷，系伟烈君与壬叔所译……夜挑灯将此书略展阅一过。因忆昔年郁君泰峰，曾垂问西人天算各书，何不举以赠之？……予在西馆十年矣，于格致之学，略有所闻，有终身不能明者：一为历算，其心最细密，予心粗气浮，必不能入；一为西国语言文字，随学随忘，心所不喜，且以舌音不强，不能骤变，字则更难剖别矣。"（1858年十二月二十二日）

有了自知之明，文人读书心得，就多了几分价值，比如王

> 与此同时，有想法的传统医者也深受刺激与启发，致力于汇通中医西医者时有显现。

韬的医学判断，还是切入关键。“饭罢，偶阅小异所译《内科新说》，下卷为西药草本，而间杂中药在其中。西药性味，予所未晓，而其所用中药治诸病处，恐不甚效。予谓西人于脏腑节窍，固属剖析精详，惟治华人内症必不验，因纯以霸术故也。盖不独饮食嗜欲之不同，秉体强弱之有异矣。”（1859 年三月三十日）

西医东渐是清代西学东渐的先声。洪若翰等传教士靠金鸡纳缓解康熙疟疾后，满文《解体全录必得》成为向皇上讲述解剖学的底本。19 世纪 50 年代起《合信氏医书五种》整体介绍内科、外科、妇科和解剖，加上博济嘉约翰院长翻译的临床医书，傅兰雅《全体须知》，德贞《西医举隅》和《全体通考》等卫生学著作，以及应运而生的医学期刊，如最早的《西医新报》等，西医传播渠道，足够好学者选择。

与此同时，有想法的传统医者也深受刺激与启发，致力于汇通中医西医者时有显现。王清任最早发声，19 世纪 30 年代开始破除礼教束缚，从事尸体观察研究，所著《医林改错》乃中国解剖史重要事件。“余著《医林改错》一书，非治病全书，乃记脏腑之书也”。但孤胆英雄成绩有限。

唐宗海是 1889 年进士，寓居沪上博采融会西医常识，辑集《中西汇通医经精义》，虽比《医林改错》高明些，但其笔下见识，离现代医学严谨要求距离尚远。比较东洋兰学以降的医学解剖图谱，两相高下立判。客观地评说，虽然医改成绩不佳，还得冠予医学思想家名分。皇权之下敢于冲破千年思想牢笼，就是最值得称道的创新举动，也是弥补两千年来医学思维固步停顿的突破口。

有趣的是，北方医改缓慢，南方却出现了一批率先掌握西方解剖的文人，而他们并非出自医学领域，一直没有获得医学史

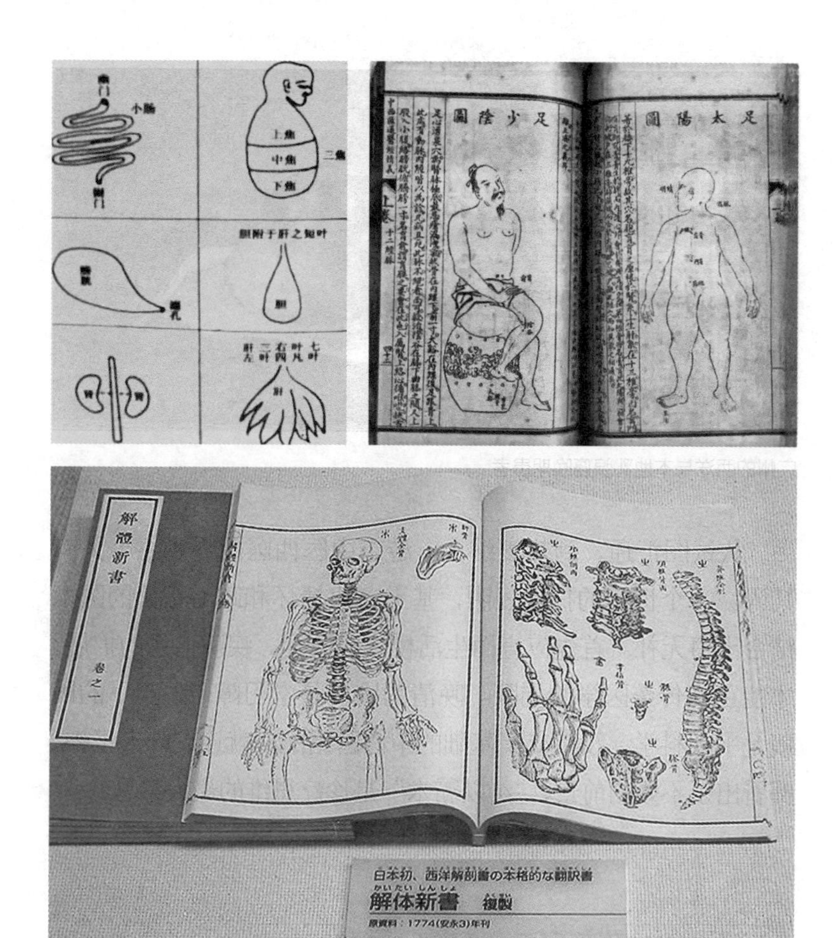

王清任《医林改错》（上左）、唐宗海《中西汇通医经精义》（上右）与东洋《解体新书》（下）图谱细节

研究的关注。1835 年，伯驾的广州新豆栏眼科医局，邀请本地画师关乔昌从事病理医案记录。流传欧美的大量画作证实，当年岭南画师运用西画技巧，掌握解剖常识，水准超越中原医者。人体解剖的形态构造，对于医疗诊治和绘画雕塑，同等重要。

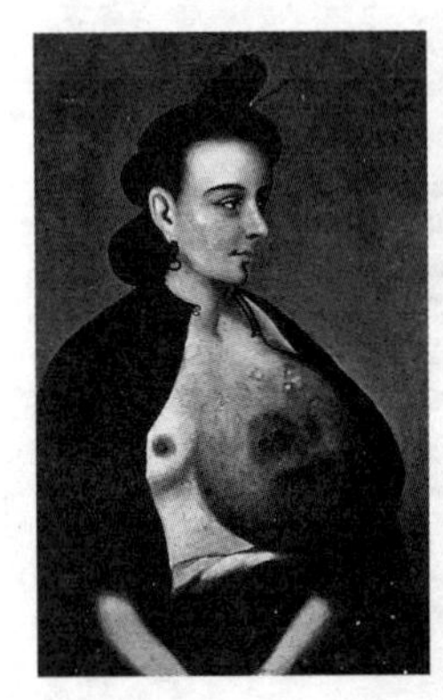
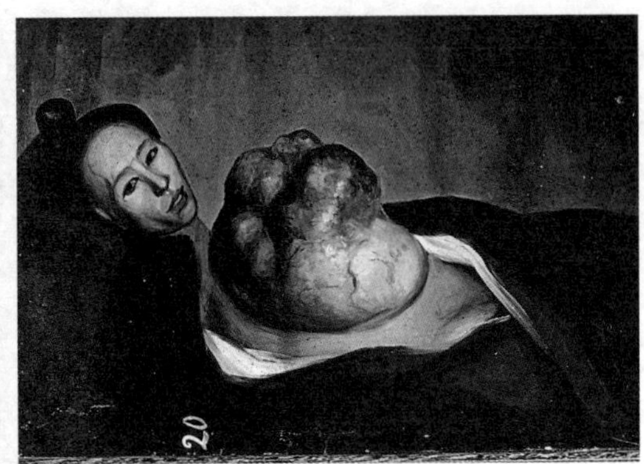

广州的西洋与本地乳腺癌晚期患者

从试图汇通，到热衷结合，游走中医西医两界者至今大有其人。一个世纪的探索表明，基于文化情怀和政治正确的医术结合于事无补。首先应直面生活模式的改变，疾病谱系的扩展，才能正视传统医学的局限。晚清的困局是学习障碍，当下的困境是平视科学，没有交集基础的中西医婚配，就连局外人王韬，都看出了不妙的前景，“纯以霸术”是诊疗思维的最大禁忌。

注释：

① 周膺、吴晶:《中国 5 000 年文明第一证——良渚文化与良渚古国》, 浙江大学出版社 2004 年版。

② 陈星灿:《考古随笔 · 四千年前中国人已成功实施开颅手术》,《中国社会科学院通讯》1999 年 8 月 24 日。

③ 韩康信等:《中国远古开颅术》, 复旦大学出版社 2007 年版。

西医行善设盲校

——医学启动社会救助与特殊教育

如果我能看得见 / 就能轻易的分辨白天黑夜……/ 眼前的黑不是黑 / 你说的白是什么白 / 人们说的天空蓝 / 是我记忆中那团白云背后的蓝天 / 我望向你的脸 / 却只能看见一片虚无 / 是不是上帝在我眼前遮住了帘 / 忘了掀开。

萧煌奇原创《你是我的眼》，自心底发出盲人歌手对光明的渴望，也触及明眼人最柔软的真情，盲人生不如死，我们能做些什么？自古以来，不乏有心人讨论眼疾诊治技术。但是，直到来华传教医生介入，现代文明手段才真正为盲人，特别是青少年失明人群，点亮心灵光明。这段西医东渐插曲，过去被称为麻醉民众的宗教鸦片，因纠结意识形态而被视而不见。

1889 年，广州芳村率先设置我国现代教育建制下的盲人学校，即明心盲人女子书院（Ming Sun School Blind Girls），又名明心书院。在此之前，西方传教机构对残疾弱势人群的技术救助已经开始，其中包括 1887 年创办的山东登州启喑学馆，即中国第一所聋哑人学校，成为现代残疾救助事业逐步启动的标志。

19 世纪后期的中国，现代化曙光初现，不再万马齐喑。1884 年，王清福旅美从政呼吁提升华裔美国人法律地位。1879 年，广州芳村长大的伍廷芳，成为第一个获得伦敦林肯法学院博士学位的国人。1874 年，成批的广东籍后生，构成容闳率领的旅美留学幼童团主力。

至于现代医学人才的萌芽，在清代洋务史上历史更久远。50 年前，广州青年关韬率先弃科举学西医。19 世纪 50 年代起，黄宽（Wong Fun）、何启（Ho Kai）、金韵梅（May King Kin）先后获英美医学学位，而纽约女子医学院 MD/PHD 双料博士金韵梅，恰是明心书院创始人的正牌学妹。

1885 年，王韬小结西洋技艺，可算作学人的认知进步："西人穷其技巧，造器之用，测天之高，度地之远，辨山冈，区水土，舟车之行，蹑电追风，水火之力，缒幽凿险，信音之速，瞬息千里，化学之精，顷刻万变，几于神工鬼斧，不可思议。坐而言者，可以起而行，利民生，裨国是，乃其荦荦大者。"（《淞隐漫录》自序）

也就是说，19 世纪 80 年代晚期西学气候渐成，开始引进落实现代残疾救助理念，即临床诊治与技能训练并行。美国长老会梅理士夫妇（Charles Rogers Mills）来华传教 34 年，于启喑学馆首先尝试特殊教育。梅夫人曾在纽约训练聋人手语，她将现代标音运用在学馆，该校翻译的分级识字课本、设计的手语字母表，无疑是中国聋哑教育的最初教材。

两年后，旨在盲人救助的明心书院，由积累了 50 余年在华行医经验的博济医院，以及新潮的夏葛女子医学堂，给予技术上、经济上的扶植和资助，明心书院的残疾救助能力大大超过

纵观华夏历史，从医学界到皇侯家，一贯缺少对盲人，特别是青少年盲视群体的技术和人性关爱。

启暗学馆。1939年，明心创办50周年时，“为黑暗中枯坐之辈点燃光明”的校训成为现实。

一、传统医学对盲人缺乏有效关爱

纵观华夏历史，从医学界到皇侯家，一贯缺少对盲人，特别是青少年盲视群体的技术和人性关爱。传统医学的眼科论述，主要针对成人和老年病症。对先天性、遗传性和外伤性儿童失明患者的病理、心理和人生辅导，几乎不置一词。出于病态的文化传统，对女性、儿童的生命尊严，更是置若罔闻。科学与人文精神，在传统华夏医学中的缺位，此为一例。

简而言之，华夏传统眼疾诊治基于五行学说，参合全身脉症，但在急性流行性眼疾暴发时，整体入手的慢郎中诊治观，无疑隔靴搔痒，实效有限。自唐代孙思邈《千金要方》强调生食五辛、夜读细书等因素容易导致眼病，医家开始对功能性光学生理退化的预防有所涉及。

“宜用金篦决，一针之后豁若开云而见白日”，应属中医古籍最早、最有价值的白内障治疗记载，且为华夏医家与古印度等域外文化交流的成果。《秘传眼科龙木论》集历代名家论说，包括金针拨内障以及钩、割、镰、洗等技艺。从此，除了内治的经络调理，外治也得以应用，直接引入熏、洗、点、拨以及针灸、按摩等技术手段。

作为眼疾治疗器具，有必要重点谈谈老花镜。宋元时期，眼镜传入中国，称为“叆叇”。明初，艺衡的《留青日札摘抄》和屠隆的《文房器具笺》均记载，老人“目力昏倦，不辨细书”，把眼镜放在眼前，就看得清了。张自烈的《正字通》解，

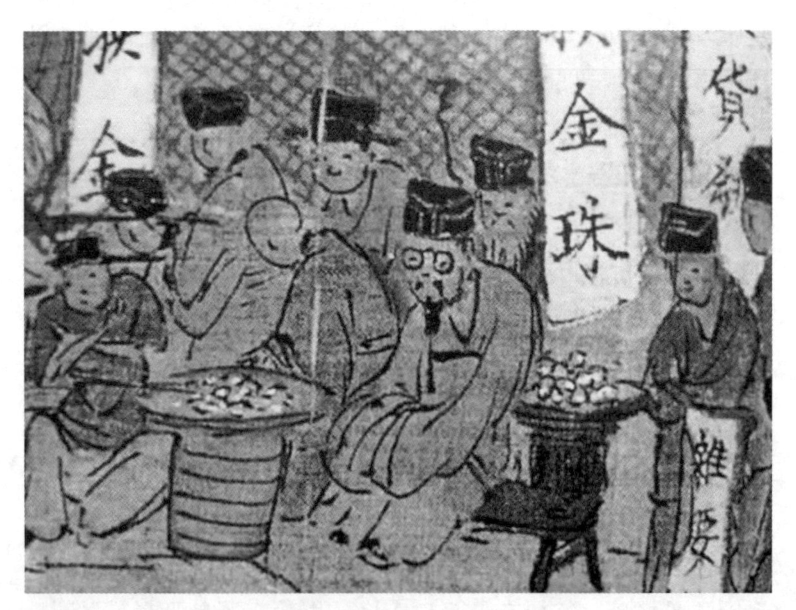

明代仇英《南都繁会图景物图》局部

“叆叇，眼镜也”。明代《南都繁会图景物图》所绘的集市上出现眼镜哥，竟成科学史研究依据。石云里教授据此探讨帝王政治意识，乾隆爷一生拒绝使用眼镜，旨在不受外物限制，却又念念不忘。

“器有眼镜者，用助目昏备。或以水晶成，或以玻璃制。玻璃云害眼，水晶则无弊。水晶贵艰得，玻璃贱易致。老年所必须，佩察秋毫细。然我厌其为，至今未一试。挥毫抚笺际，原可蝇头字。抑更有进焉，絜矩具精义。赖彼作斯明，斯明已有蔽。敬告后来人，吾言宜深思。”乾隆自老眼昏花起抗拒眼镜，“眼镜不见古，来自洋船径。胜国一二见，今则其风盛。玻璃者过燥，水晶温其性。目或昏花者，戴之藉明映。长年人实资，翻书棐几凭。今四五十人，何亦用斯竞。一用不可舍，舍则如瞽定。我兹逮古稀，从弗此物凭。虽艰悉蝇头，原可读论孟。观袖珍逊昔，然斯亦何病？絜矩悟明四，勿倒太阿柄。”

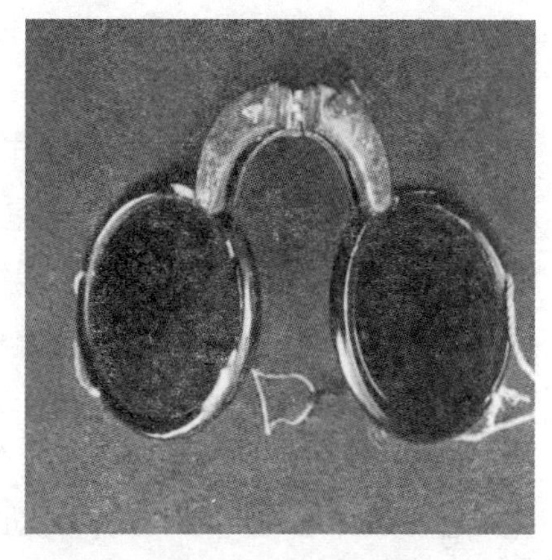

作者收藏的明代纸框折叠式挂耳镜

到了 78 岁，皇上已无法写蝇头小楷，还是不忘初心：“眼镜有二种，水晶与玻璃。玻璃价实廉，水晶货居奇。水晶虽艰致，用之无害滋。玻璃出冶炼，熏蒸火气贻。长年目力衰，视物或可资。今率五旬用，何异同佩觿。予古稀有八，依然弗用斯。蝇头虽难工，豆颗恒书之。以小可喻大，常理非奇思。藉已明于他，其道乖君师。”88 岁去世前不久，乾隆对纠结一生的眼镜情缘做了结，“古稀过十还增八，眼镜人人献百方。借物为明非善策，蝇头弗见究何妨”。

翰林院中有阮元者，以眼镜拍马屁竟得赏识，“高宗寿八旬，目无叆叇照。臣赋眼镜诗，褒许得优诏”。乾隆热衷眼镜却病态长存，本质是拒绝新技术，对民间冷暖视而不见。

二、西医从诊治眼病入手引导信众

1834 年 10 月 26 日，美国长老会派遣耶鲁大学医学博士皮特·派克，清代通事旧译“伯驾医生”者，远赴广州开展医学传教。历经一年折腾，伯驾在十三行猪巷 3 号，即新豆栏 7 号丰泰行升匾、开业。此事被学界标记为传教医生入华执业的源头。

伯驾免费提供医疗服务，当年诊治患者达 8 000 余人。施医人数庞大，与眼疾处置相对快速，疗效稳定不无关系。继而诱使病患听从上帝呼唤，实现医学传教，传播福音的教会意图。西医初来乍到，充任宗教侍女，有规划、有规模地登陆华夏，事实确凿。

其实，早在伯驾之前，东印度公司雇用的医生已落地行医，他们主要为本公司定居商人和流动船员提供不测之需。但也不时为当地民众提供西医服务，此事有图有真相。比如，流传甚广的英国画家乔治·欣纳利画作《郭雷枢医生诊所》，与伯驾专用画师关乔昌的作品《伯驾诊所》一样，两幅油画都呈现本地眼疾患者接受诊治的细节，留下前摄影时代的眼科治疗实况场景。

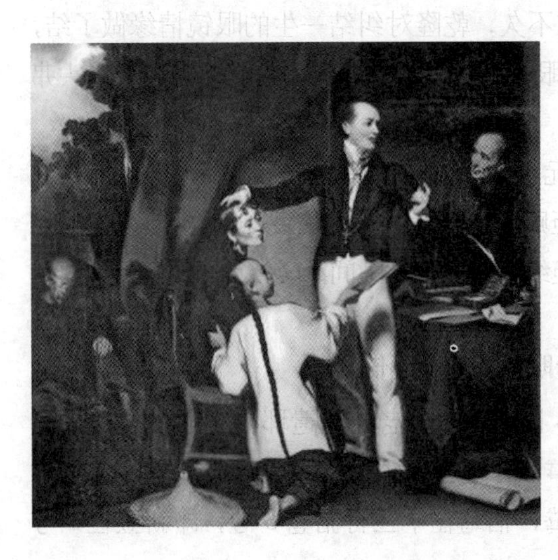

《郭雷枢医生诊所》，乔治·欣纳利画，1835 年

从广州、澳门到上海，洋医生均以眼科打前站拓展西医，一定程度上与 19 世纪的常见病特点有关。

鸦片战争结束后，以往各色外籍人等不得擅自离开十三行“自贸区”的旧皇法被废，五口通商使得西医在华传播的社会条件空前松动，各路医学传教士各显神通，到处尝试设立医院，其中包括英国伦敦会派遣的医学博士洛柯哈特（William Lockhart，旧译雒魏林）。1844 年，他将西式“上海医馆”，即仁济医院前身的招牌，挂在上海东门外老城闹市。

像前辈入华西医一样，拥有皇家外科学会头衔的外科大夫雒魏林，照旧打出专治眼病的特色项目，吸引本地民众接受医疗服务，意在迅速传递上帝福音。从广州、澳门到上海，洋医生均以眼科打前站拓展西医，一定程度上与 19 世纪的常见病特点有关。

以雒魏林落脚的黄歇浦与洋泾浜交界处为例，沿袭百年的药局弄、大夫坊上，尽管传统医疗服务行当云集，但在 170 多年前，岐黄术并不热衷眼病治疗。相反，当时最流行的剃头担子倒是眼明手快，不仅承担了衙门规定的剃发行当，还及时介入刮眉、按摩、挖耳、拔牙，甚至“刮沙眼”服务，眼、耳、鼻、口一条龙，项目之多令人难以想象！

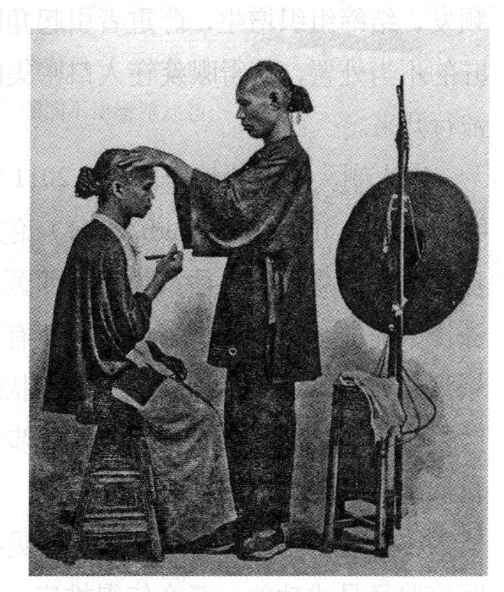

兼治眼病的剃头匠

而眼疾流行，恰恰与剃头匠有关！在没有抗

生素眼药水的19世纪，眼睑微生物感染和季节性传播，往往导致结膜炎暴发，俗称“红眼病”。此病反复发作，极易继发睫毛倒刺，从而更加引起眼睑结膜刺激，红、肿、痛、热，沙眼衣原体密布，眼睑菌落水泡成灾[①]。

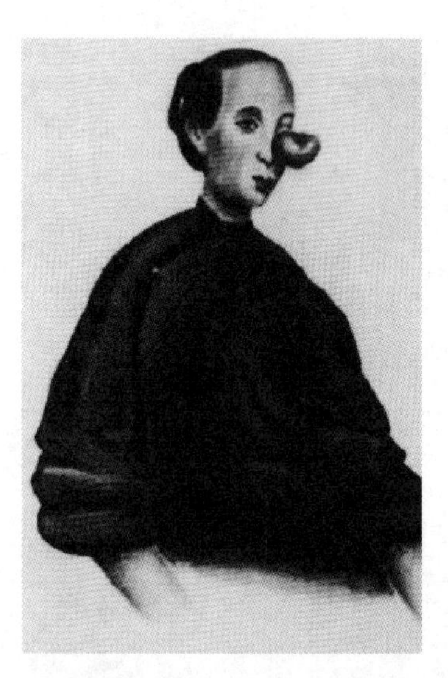

19世纪剃头担子手艺全但危害大

剃头匠说，那就刮痧治疗呗！同一把污染的剃刀，刺破过无数菌落，暂时缓解眼部症状，却加剧了眼疾的交叉感染。有些自以为是的匠人，有意将患者眼睑内侧的泪腺剔除，据说可以根除内毒外侵，结果导致结膜炎频发，结缔组织增生，严重者引起角膜感染，甚至失明。剃头匠的不当处置，使得眼疾在人口密集的人群中越发不可控制地流行开来。

害人剃头匠，治病洋医生。2011年，美国国立卫生研究院（National Institutes of Health, NIH）论文分析19世纪清帝国的眼疾发病和病患处理手法，为确认西医东渐之初，眼科出任西医先锋，提供了逻辑依据。通过快捷有效的治疗，让信众了解并崇拜西方医术，眼见为实地感受症状缓解和抗感染疗效。被中医文化主导了两千余年的民众，逐步认可接受西方医术，继而信仰西方宗教[②]。

从技术上说，传教医生关注常见病，贴近老百姓，这样的医疗路径是成功的，至今值得推广。其社会效应是，传教医生

西医治病与医学传教在 19 世纪是否毁誉各半，作为西医东渐的学术命题，值得重构检验。

为缺医少药地区百姓提供了实质性医疗补充。也就是说，在官府老爷压根不相信红毛番鬼还能治病救人的年代，年轻的伯驾和雒魏林等洋医生，凭借西医好手艺，不仅赚到了治病救人的好名声，也提升了西医的可信度。

1854 年，海上著名学者王韬在其八月二十四日的日记中记载，“是日赋闲，至医院听英人说法，受主餐”。1858 年十月三日，“（孙）次公患目赤，同诣春甫处诊治”。仁济医院立足沪上，传教行医两不误。仅历时 10 年，本地居民一旦脑筋不好用、眼睛不好使，已然习惯寻求西式处理方案。传教医生来华主旨在于扩大教会影响力，他们做到了且改变着社会各界信众。

雒魏林更是医生中的奇葩，他热衷传教胜过行医，平时将医院交下属运营，甚至不顾皇法溜出夷场，远赴沪郊干事业，闹成“青浦教案”——正应了老话，好事难进门，坏事传千里！当下史书大谈雒魏林传教麻痹国人，极少提及其施医所积功德。西医治病与医学传教在 19 世纪是否毁誉各半，作为西医东渐的学术命题，值得重构检验。

三、明心盲人书院的救助实践和示范效应

百多年前，广州博济医院技术有限，无法还盲童以光明，但其启动了盲童救助计划，及至葛夏女子医学堂成立，配备全职护理专家，手把手教授明心盲童按摩技术。两家现代医疗机构融合人文理念与专业技术，符合 19 世纪美国医生特鲁多（E. L. Trudeau，MD）的现代医学人文伦理：“有时去治愈，常常去帮助，总是去安慰”（To cure sometimes, To relieve often, To comfort always）。

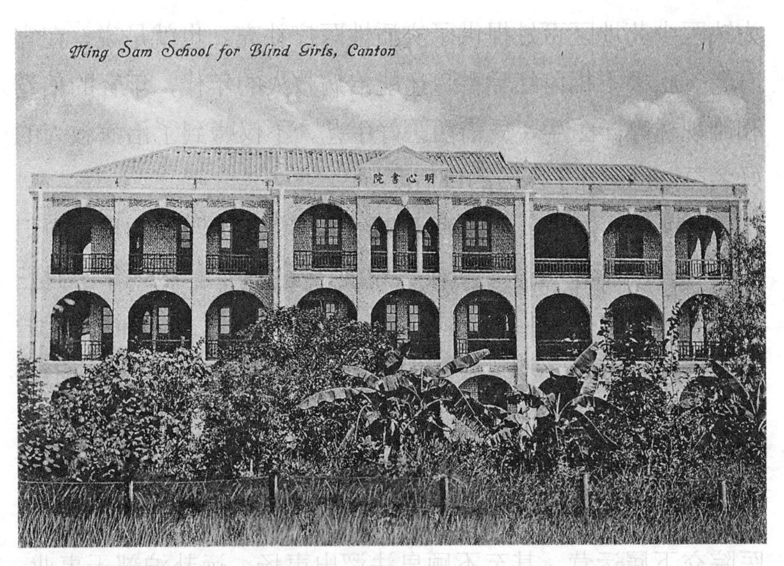

明心盲人女子书院（又称明心书院）

1882 年，26 岁的玛丽 · 尼尔斯（Mary West Niles，中文名：赖马西）获纽约女子医学院博士学位。也就是说，她与中国首位医学女博士金韵梅，曾经同校两年，两人毕业后均在中国医学传教。同年 10 月 19 日，刚刚抵达广州的赖博士，接受时任广州博济医院院长嘉约翰邀约，从事医院内科、外科诊治服务。

1885 年起，赖马西受医学传教会正式任命，负责博济医院妇女儿童业务，先担任博济书院的女生教学，不久后也承担起男生教学任务，曾为 1886 年入学博济的孙逸仙同学业师。赖博士无疑是博济医院医学诊治、西医教学系统的首位女教授。

1889 年起，博济医院先后收诊 5 位无法复明的女盲童。嘉约翰院长得知女孩亲友将她们视为“废物”，当即决定将孩子们留置在医院附属学校学习，并由赖马西医生负责她们的日常生活与学业管理。

随着富玛丽博士（Mary Fulton）的加盟，旅居广州的西方传教社团，对盲人女童的救助正式实施。富玛丽医生早期的施医诊所，以及后期建设的夏葛女子医学堂，都全力介入明心盲校的建设工作。学校主要由赖马西主持，但其休假期间则由富玛丽代劳。

明心书院办学史上最重要的工作，是建立了盲文培训系统。为了提升盲童救助质量，博济医院专门雇佣盲文训练教师，不仅拯救盲童的灵魂，还要教会她们日后生存技巧。首位盲人教师吴太姑或称林嫂（Ng taai Koo/Lin Shau），来自香港德国籍传教士郭德克（Gottschalk）主办的柏林孤儿院。

香港希德西海姆教会（Hildesheim）的冯·西豪斯特（Von Seelhorst）与赖马西合作，将西式盲文读写体系粤语化，有助本地学生领会接受。同时印制盲文版的圣经与文学作品，充实年轻的心灵，继而又从明心优秀学生中培养了更多第二代盲人教师，比如雷学楷（Suet Kai Lei）、余燕起（Yan Qi YU，安妮）等。前者从家庭弃儿成为明心校长助理，后者将盲校教学培训计划移

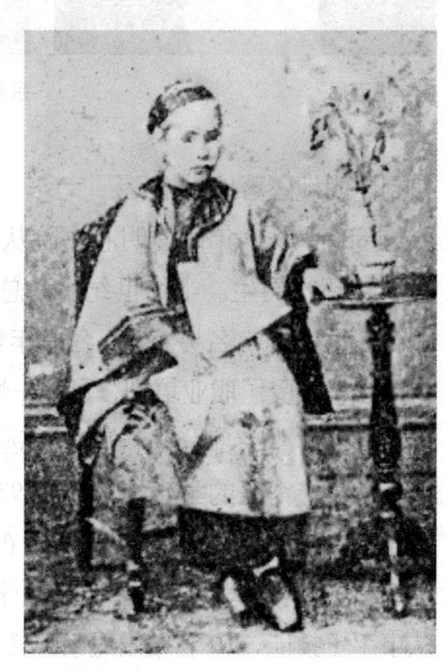
首任教师吴太姑

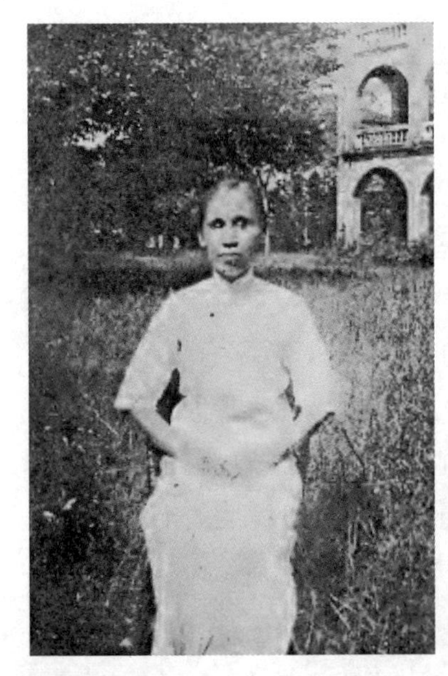
雷学楷老师

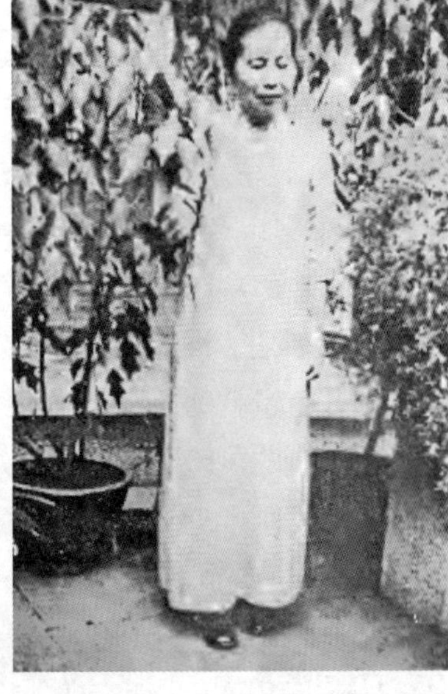
余燕起老师

植到昆明地区落地生根。

1889—1939 年间，明心书院从早期单纯招收女生，到后期也少量招收男生。半个世纪中，总计培训了 506 名盲人，其中 404 名女童，66 名男童，2 名成年妇女接受按摩培训，34 名成年男性也接受了职业培训，可谓一炮打响，成绩斐然。

盲校学生大部分来自广东边远地区，也有专程从广西、福建，甚至上海来的学生。1908—1939 年间，有 160 名初小毕业，其中 128 名女同学中，27 名从事布道，21 名在各地盲校教学，9 名在常规学校教学，4 名从事医学按摩，3 名从事家政，30 名从事手工技能，19 名结婚成家，其余 15 名滞留家庭。

从医学史出发，挖掘眼科在华行医，继而救助盲人的史料，其学术价值在于重现被刻意模糊的形而上视角，找寻并考察中国的盲人教育启动机制。放在当下强调人才创新的话语体系中，凸显晚清妇女的特殊创新贡献，重现残疾女性自强不息的魅力。在充满人性与祥和宽松的生存环境中，敬畏生命，尊重人格，提倡个性，每一朵灿烂的生命之花，终有机会得以绽放。

注释：

① Eric Jay Dolin. When America First Met China. Liveright, 2012.

② Chi-Chao Chan etc. The First Western-Style Hospital in China. *Arch Ophthalmol*, 2011, 129(6): 791–797.

卫生行政沪上先

——公共安全从药食集中管理开始

作为市政管理样板，上海云南路美食街越发光鲜怡情了。北面以延安路为界，左右分别由德大西菜馆和洪长兴清真馆打头阵，随后海纳百川：燕云楼、稻香村、功德林、五芳斋、小绍兴、小金陵、大壶春、鲜得来，各地品牌一路排开。美食街的大气，还体现着包容的腔调，街边小吃如肺头汤、羊肉串、爷叔奶茶和阿宝猪排，同等机会跻身大牌中间，招摇揽客。

不过，此文要是只能触及美食表皮，而不提与云南路十字相交的宁海东路，即一百五十年前，这方宝地与美食、食材的历史瓜葛，则笔者自诩的上海老饕高帽，还是不要顶在头上为妙。生于沪，长于斯，熟悉一方水土。上海人聊美食，理应突出这一沪上现代化进程中的关键标杆。

上海自近代开埠以来，西医东渐随即相伴其整个对外开放的过程。在西方，有关人体健康的内容，包括病从口入的最新认知，不断促进更新医学理论与技术，同时融会贯通于大都市的管理细则，比如伦敦、巴黎等欧洲城市的文明化、科学化改造过程中，都及时引入公共卫生理念和措施。

在东方，上海旧城外围的夷场，即被外国冒险家看重的租界地区，也因华夷杂居的现实和人口密度的递增，使得管理当局将改善卫生状况设定为工作焦点。首先需要解决的市政难点是，食品在街市上买卖，货物质量参差不齐，垃圾成堆四季发臭，潜伏着引起群体性疾病暴发的可能。有效解决此类问题的办法，就是借鉴西方城市的成功手段，注重市政运行管理细节。

1871 年起，晚清海关与租界当局颁布文件，实施有关传染病出入口的检验、检疫措施，剔除潜在的危险因素，以免造成大规模疾病流行。继而，在租界地带推行有效的市场监管措施。国境线上和国内管理的两道闸门切实有效，稍晚先后被上海等开放城市的地方当局逐步模仿、采纳，成为常规管理手段。

一、沪上食品市场的产生

19 世纪中叶，国内政治局势影响了沪上洋泾浜以北，包括租界地区的经济发展。以往人烟稀少的夷场，不过几年工夫，就变得拥挤，或称繁华。1853 年 3 月，太平军攻克南京并在此建都后，李秀成先后三次率部进攻上海，江浙地区的难民大批涌入租界，躲避战乱。

据 1844—1855 年的统计数据，沪上租界的外国人从 50 人持续上升到 265 人[①]。截至 1854 年，英、美租界内，中外居民迅速增至 2 万余人，到 1865 年，人口再度翻两番，增至 77 500 余人。与此同时，法租界人口也净增到 4 万余人。其后果是，居住、治安和主副食品供应受到影响，沪郊农民送货上门这条传统的食材流通路径，随即打破。

以往，城厢居民日常所需副食品，每日清晨由近郊农民或常年摊贩，沿城隍庙周围临街出售，或走街串巷叫卖。城内小脚女主人或后厨娘姨们，无须出远门，便可就近采购时鲜。租界人口陡增后，法租界的公馆马路（今金陵东路）、孔子路（今延安东路南侧）等处日趋繁荣，洋泾浜（填土筑路后的延安东路）南岸的宁兴街（今宁海东路）逐渐有菜市成形[2]。

1864年，沪上地产商托马斯·汉璧礼（Thomas Hanbury）分析，如果给流动菜贩们提供遮风避雨的室内营业场所，不仅能从中收取租金，产生营利，更重要的是，围绕菜场的消费人流集聚会大幅带动地产升值。可见，上海最早的菜市场设想出自个人的商业计谋，并非租界当局着眼整治市容，满足食品供需的市政考虑。

汉璧礼与当局商定，在宁兴街到公馆马路、洋泾浜路、公董局、敏尼特路（今西藏南路）的空地上，搭建若干大棚，名为"中央菜市场"，并张贴告示，自1865年1月1日起，必须在中央菜市场出售自己的货物，不得流动设摊。

然而，菜贩们拒绝入场经营。进场要缴纳租金，小本经营不堪负担。同时，居民们也普遍抱怨买菜麻烦，更担心菜贩多缴纳的租金最终落在顾客头上。开张三个多月后，中央菜市场便黯然落幕。粗糙的经济手段，对原始的食品市场难以形成规范约束。

但是，仅仅过了五年，英美公共租界上的室内菜市再次面世，它融合经营功能和市容整治、方便日常生活等服务功能于一体。更为重要的是，当局意识到，上自达官贵人，下至平民百姓，菜市关乎民生，每天涉及成千上万居民的口腹健康、生命安全以及社会稳定。粮油、蔬果、禽蛋、鱼肉等供应，应属于严格监管的市政内容，社会效益的权重理应胜过对经济效益的追求。

由此可见，英美公共租界上食材市场的修建，针对社会公益，着眼改善民生，重点无关营利。比起汉璧礼，同样作为富商，本地人杨子京捐资修建的菜市场实行免费进驻，确实让摊贩们免受风雨之苦，免遭拘罚之痛，商家们自然愿意接受与配合。

与此同时，管理当局也没有乘机敛财。1872 年，木质结构的室内菜场，每摊月捐一元，与 1865 年时的露天集市摊位费相等。1877 年，石柱铅皮结构的菜场竣工使用，每摊月捐两元，继又增为三元，此后未再增加。就这样循序渐进，改变了传统街头集市的交易行为，自然祛除了阻碍交通、影响市容、破坏卫生的非现代城市顽疾。

1892 年，当局出资修建虹口菜场（俗称三角地菜场），标志着上海菜市场的设立已从初创期“中央菜市场”式的谋利性质，进化成完全由公权力出面运营的管理模式，即一开始就由法租界工部局或公共租界公董局负责投资兴建，管理税收[③]。

保证菜场内的食品卫生安全，实施卫生检查制度并不断修订完善，成为工部局和公董局对菜场管理的工作重点。早在 1868 年，工部局巡捕房任命 E. 米尔斯为首任肉类稽查员，专职检查菜场、肉店销售的肉类食品，发现病畜肉、死畜肉和不新鲜的肉食，立即将情况报告捕房总巡，上呈工部局总办，同时对这些不合格食品予以没收销毁，对出售者处以罚款。牛奶掺水是另一项重点检查内容，为了预防与杜绝霍乱传播，有时每周对奶场检查卫生三次。

肉类稽查员制度逐步完善后，菜场售卖的食用肉品分别盖有头等与二等戳记，前者紫色，蓝印则为二等，均由工部局屠宰场检验之后加盖，并随时抽样送检。夏季肉类食品不得隔夜出售，其他季节的肉类食品，存放两天以上者不得出售。这样的质量要求，最终演变为 1933 年，工部局在如今虹口沙泾路处大举兴建现代化宰牲场的理念基础。

到了 1897 年，上海地方当局吸收了租界历年的管理细则，并予以本土化，扩展运用到城市管理的更多领域。当年五月颁布的《清道示谕》称："钦加盐运使衔在任选道，江苏松江府上海县正堂黄，钦加同知衔办城乡内外保甲总巡兼清道事宜，即补县正堂钟，为晓谕劝募事……清除污秽，衔消疠疫，保卫民生，莫善于是，自宜严加整顿……自四月份起，遵照原捐经费二成，交局济用，俾襄善举，各宜遵照办理毋违，切切特示。"

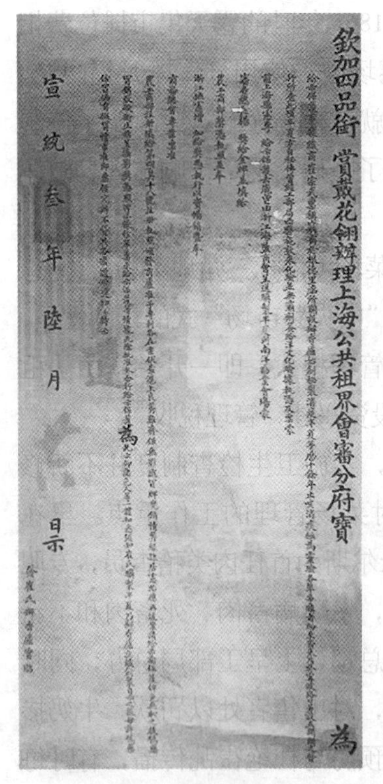
欽加四品銜 賞戴花翎辦理上海公共租界會審分府寶 為

宣統叁年陸月 日示

"消炎半夏止咳制品" 处置公告

华夏千年史上，终于出现以公共卫生为目标的衙门管理内容，直接面对 19 世纪危害上海的伤寒、霍乱、疟疾、鼠疫、天花、流行性猩红热等传染病中间宿主与病源。到了宣统三年（1911），市售药品的质量管理，

但是，每当公共健康危机凸显时，有识之士总有变通方法，整合民间力量，运用市场调控，找到临时性方案，达到健康保障与疾病预防之目的。

也成为衙门的执法内容之一，上海中医药大学博物馆收藏的“消炎半夏止咳制品”处置公告，恐怕是目前最早的物证。

二、19世纪中国公共卫生简史

历史地看，华夏千年历史中，并无所谓公共卫生管理机构。皇家太医及其相关机构的设置，主要为皇室服务，与国民百姓的健康维护，关系不大。1840年之后，清朝海关被全权委托给外国人管理，海关开始逐步建立卫生管理系统，但主要针对与自身业务有关的进出口监督。海关卫生机构既不是管理公共卫生的内政部门，也不负责国民健康。

但是，每当公共健康危机凸显时，有识之士总有变通方法，整合民间力量，运用市场调控，找到临时性方案，达到健康保障与疾病预防之目的。比如19世纪初，牛痘接种免疫技术对预防天花积极有效，这项方案就是华夏民间机构自发启动，然后在全国各地推广运作的大手笔成功样本，其建设性意义，笔者曾予以医学史和社会学层面的探讨。

具体而言，1805年，广州十三行的行商们，利用公行的统一行善机制，以商代医，反哺社会，探索民间公共卫生预防体系。他们引进牛痘疫苗，免疫接种预防天花，就是功德无量的民间公共卫生事业，同时探索的疫苗扩种技术，更接近现代微生物技术研发。

1802年开始，东印度公司驻澳门的资深外科医生皮尔森，凭一己之力在澳门坚持三年，接种牛痘，散发种痘广告和技术简介。重要的历史转折出现在三年后，一批嗅觉灵敏的粤商，开始接洽皮尔森大夫，发掘潜伏在牛痘上的创新机遇。

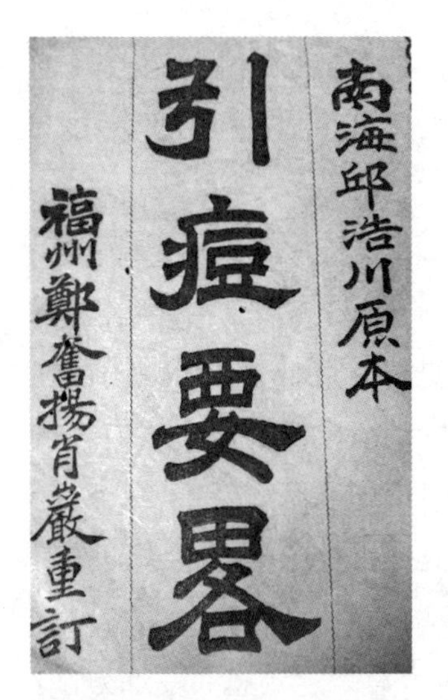

《引痘要略》(后世重订《引痘略》)

十三行行商们判断，抗击烈性天花的技术产品和接种服务，一旦全面铺开，不仅将带来巨额商业利润，同时还可以兼顾积德行善。在人口世界第一的中国，特别是居住密集的城镇，引入牛痘为百姓接种，实际上打响了中国预防天花的世纪战役，其战果已经肯定了这个来自商业系统的明智决策。在此过程中，中国民间团体，承担起本该由当时政府落实的社会总动员，参与疾病预防，彻底消灭天花的历史责任。(详见本书《西医往来出俊才——被大历史湮没的十三行小人物》一文，此处不再赘述)

自《引痘略》作者邱禧以降半个世纪后，19 世纪 50 年代沪上文人王韬在《蘅华馆日记》提及当时知识界对种痘的代表性看法，起先觉得“牛痘之法，固不足信”。黄春甫耐心解释：“以人痘浆种者后必再出，用牛痘浆者必无妨害。近年中国渐行此法，虽祁寒盛暑多可种，但浆不可过十日，过十日则力薄不效。”黄春甫者，即 1844 年出现的仁济医院专职痘师，对细胞学原理掌握相当到位。

1861 年，仁济医院创始人雒魏林医学博士在《入华行医传教二十年》(*The Medical Missionary in China: A Narrative of Twenty Years' Experience*) 中记载：“我手下有位至今依然服务在上海医院的年轻人，他学习了很多内外科知识。我离开后，黄医生接管医院，依然能胜任各项工作。在这里，他学习了常规的治疗方法和手术技术，他能非常出色漂亮地完成各种小手术，并且能对各种常见病进行处方治疗。”从此，牛痘接种始由医疗系统逐步承担。

按当下标准，黄春甫属于思想开放、创新有为的好青年。王韬在 1859 年三月二十八日的日记中，记述了 26 岁的新郎黄春甫的婚礼：“前日为春甫婚期，行夷礼。至虹口裨治文室，往观其合卺。西人来者甚众。裨妇鼓琴讴歌，抑扬有节。小异亦在。其法：牧师衣冠北向立，其前设一几，几上置婚书、条约；新郎新妇南向立，牧师将条约所载一一举问，傧相为之代答，然后望空而拜。继乃夫妇交揖。礼成即退，殊为简略。”

全国痘师无数，但黄春甫声名传世，得益于王韬对其点痘过程和效果的宣传：“用最薄、犀利小刀割开前臂外皮，将痘浆点入，须令自干，且不可擦去。三四日后，即于所割处起泡发浆，并不延及他处。经数日即结痂脱落。小儿并无所苦，嬉笑如常。并不避风忌口，真良法也。”

作为传教士雒魏林的助手，黄春甫得心应手的本职技艺，事实上大大帮助了本地民众预防天花。也就是说，无论宗教传播，还是早期报刊传媒等的介入，在阻断华夏烈性传染病过程中，都起到了不同于传统中医的重要作用。

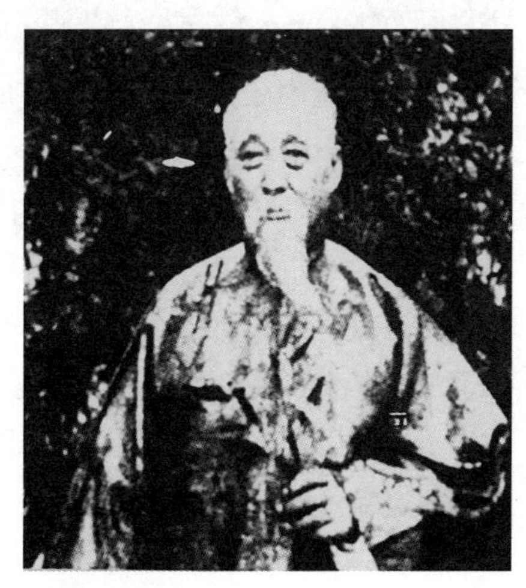

晚年的黄春甫

牛痘接种百年，肯定算不上纯粹的医学事件，应重估其中民间商业文化和社会自发管理的权重。商家介入健康推进，固守传统伦理自律，人文襄助技术传播等要素，均是值得当下医学人文借鉴的重要元素。到了20世纪初，痘师早已退出沿海地区，西医建制化地挺进中原，现代医疗机构全面接手了包括天花在内的烈性传染病管理。

可见，即便是民间自发管理公共卫生，也必须依靠专门人才，但泱泱皇土上，缺乏现代化精英。上述史实表明，中国现代化人才的萌芽，最初并非来自官方的主动培养与规划，而应该归因于民间医疗行为，即笔者建构与推崇的医源性现代化人才学说。

广州十三行在中国社会进程中的经济地位和历史作用，梁家彬先生在1937年所著《广东十三行考》中已基本确立框架。尽管后学新论不断，但视野所及很少注意到这个清代开放窗口在促进西医东渐和外向型人才培育方面，西医往来人才出的萌芽迹象。中华医学传道会（The Medical Missionary Society in China）是中国现代医学发展过程中，与博医会（Medical Missionary Association of China）和中华医学会（National Medical Association of China）成为先后序列的三个标志性医学协会之一，由伯驾等人筹建，初期传道色彩浓重，致力于向西方教会与富豪募集在华传道和修建诊疗场所的资金，为西医在华发展，事实上承担了规划与监管角色。

伯驾虽是一个不错的医生和传教士，爱惜青年俊杰，对年轻人的提携可圈可点。比如，刚刚获得学士学位的耶鲁校友容闳，伯驾对其回国之初的求职要求，也有所关照。但人非完人，伯驾出任美国驻清领事期间，行政管理水平极差，根本不具备公共事务统领能力。道光二十六年（1846 年）七月十五日，广东民众所示布告，可谓一例：

广东全省绅耆士庶军民人等为狡夷肆扰，民情汹涌，亟合声明免伤和好事。窃自上年我天朝大皇帝深仁厚德，施及外邦，许与和约通商。各国凛遵，分派贵邦领事公使来粤。原为约束商民以图安静起见，并非恃势倚众以图滋事也。我等正欣幸中外相安，共乐升平，安享无事之秋。即如前者花旗国派来公使顾圣等，各皆安静，恭顺守约。而我等仰体怀柔至意，也无不以礼相待，彰彰可考。该国现有医生伯驾，向习外科医眼等症，并无别术声名，不识民情事务，不过在粤业医数年，稍晓广东土语数句而已。兹因该国公使不在，暂令其摄理印信，辄取窃权恃势，狐假虎威，随处生波，骚扰居民。始则骗租晓昧、下久、长乐各铺，继则图占靖远、豆栏、联兴等街，又强租硬占潘姓行宇。我等初犹以为彼建讲堂医馆公事起见，讵料假公济私，营谋己宅，至乖条背约，欺众陷良，贪得无厌，廉耻罔顾。今又骗租南关曾姓房屋，至今舆情不协，街众弗容。伊乃胆敢砌词混耸大宪，辄称条挟制，诬告我父母官长，种种不堪，殊深发指。忖思贵邦各国，政由公论，法无偏私，声名素著。兹伯驾摄印公使，自应遵理守约，洁己奉公，以存贵邦之声名。何摄印未几，竟倚官为威，肆行荼毒，遍历省垣，大玷官箴，安望其约束官民耶？我等绅耆士庶军民，虽三尺孩童，亦无不深恨其滋扰。佥谓彼既随

鸦片战争以后，闭关自守的皇室家规被迫松动。

西医东渐的内容开始逐渐融入社会运行日常机制，以保证进出口人员和货品的安全。

处挑衅，与其贻害于将来，孰若歼除于早日，振振有词，实恐众怒难犯。一旦祸萌，孽由自作，身遭市戮，致伤和好之谊。兹特先布其罪状，榜谓通衢。译刻新文，播传各国夷商，谅必公论难逃。[④]

鸦片战争以后，闭关自守的皇室家规被迫松动。广州、厦门、宁波、上海、天津五口通商，西医东渐的内容开始逐渐融入社会运行日常机制，以保证进出口人员和货品的安全。但是，有关建制化的管理条款和操作内容，主要出现在外国殖民者当权的海关系统中，难以称之为名副其实的中国社会管理机制转变。最关键的是，其管理目标是商务安全，并非以改善中国社会民间卫生状况和健康水平为终极目标。

目前可以查阅到的海关文件中，要数传染病、性病等检疫检查和医疗应对内容最早、最详尽，以避免外国远洋轮船抵达十三行之初不得不求助清国地方医疗机构的尴尬。1669 年 11 月 30 日，白晋神父致教会总部信函称，他所搭乘的“昂菲特利特号”（L'Amphitrite）商船，自法国赴华。历时半年抵达广州后，船上患者不得不先上岸接受治疗。这一细节暗示，当时尚无有效的长途远洋船医制度，或者商船上的医疗条件和技术水准，还不如岸上的大清中医。

但是，到了 19 世纪 70 年代，当年编制的医学和公共卫生相关系列文件，表明海关码头范围内的管理已经相当完善。以清国税务总监郝德（Robert Hart）负责，医务总监戈登（Gordon，MD）主编的海关医学年报系列为例，海关医务管理内容涵盖草本药剂、疾病流行、饥荒概况等第一手资料，其形

This Volume is Inscribed
TO
SIR ROBERT HART, K.C.M.G.,
INSPECTOR-GENERAL OF CHINESE IMPERIAL MARITIME CUSTOMS,
IN APPRECIATION OF
THE ENLIGHTENED MEASURES INITIATED BY HIM IN DIRECTING THE
PREPARATION OF REPORTS BY MEDICAL OFFICERS
OF THE
CHINESE CUSTOMS SERVICE.

海关医学年报版权页

式和内容与现代科学报告相当接近。本文所附是 1884 年付印的文件原版。

其中，19 世纪 40 年代末期与容闳一起作为小留学生赴美，最终获得西方医学学位的黄宽，自 19 世纪 50 年代从英国学成归来后，已经名列海关官员之一。他作为唯一的华人年报编撰者，参与管理当局的文件整理和现场管理。他是中国首位医学博士，不仅从事临床医学，也参与了中国历史上最初的公共卫生管理，尽管海关只是一个名义上属于中国官方，事实上却由外国人把持主导的管理机构。从黄宽开始，至少还有获得英国医学博士学位的何启、留学于美国宾州的王清福，先后担任过清国海关检验检疫和其他职务，参与启动体制化建设。

1884 年在伦敦出版的《大清帝国海关医务官员十年报告汇总（1871—1882）》，篇幅宏富，共计 464 页，完整总结了中国医学资源、病种、流行状况，以及相应医学史借鉴与当下公共卫生应对政策和规划方案。报告中首次出现了面向社会的医疗资源和医学问题宏观思考，各开放口岸的海关医务官员是当地历史与现况的具体研究与撰写者。时任广州海关医务官员的黄宽（1828—1878，字绰卿，英译 Wong Fun），与其他 40 名外籍医务官员并列，与同僚们一起完成了这部报告。

报告付梓时，黄宽已经去世六年，距离 1863 年海关成立医务处，黄宽成为全国最初 17 名医官中的唯一华籍官员，也已经 21 年。尽管黄宽无缘见其身后功名，但作为中国最早的医务官员，海关官方对他在广州地区的工作给予了认可，即使他的名字后面只有医生称谓，并无医学博士学位头衔。

有学者专门论证黄宽是否被授予爱丁堡大学医学博士学位的细节[5]，大意是，1855 年 8 月爱丁堡医学院毕业典礼现场报道《目击者》明确授予博士学位 54 个，其中 4 位埃及人、1 位中国

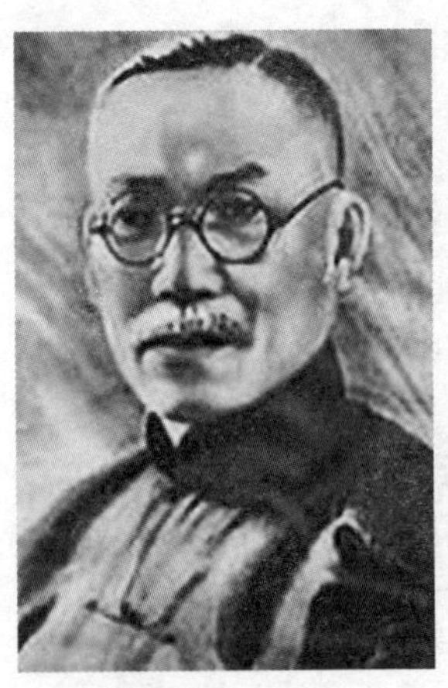
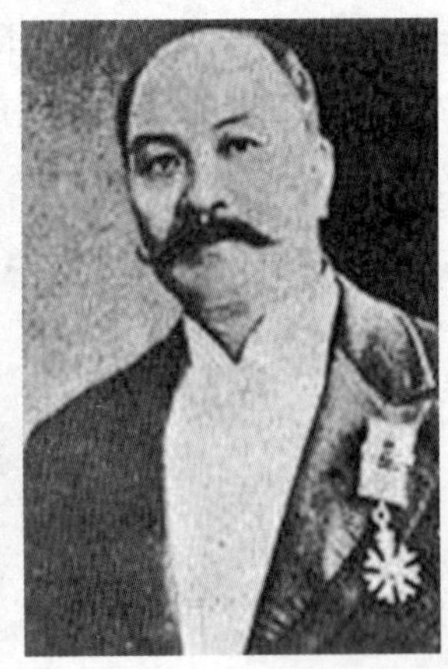
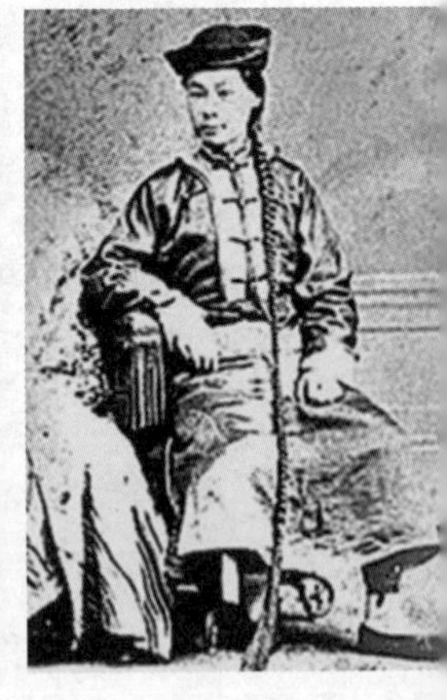

参与海关管理业务的早期国人黄宽、何启、王清福

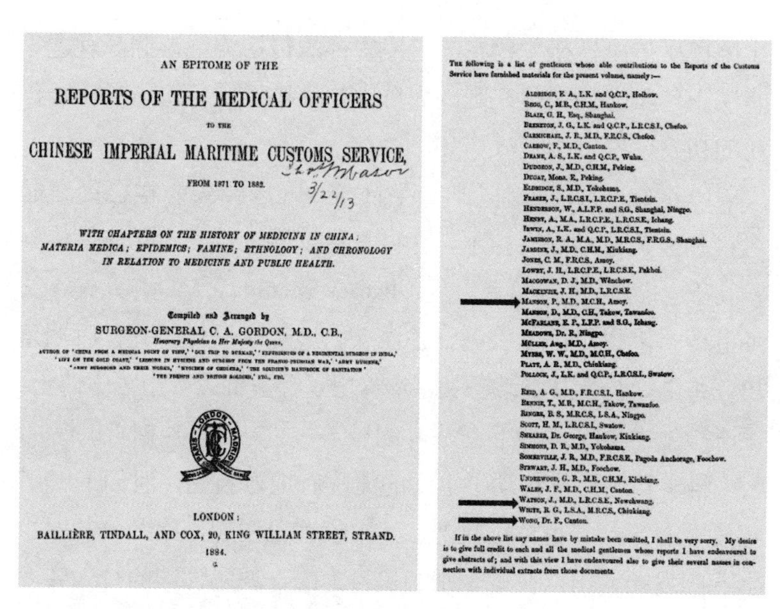
AN EPITOME OF THE

REPORTS OF THE MEDICAL OFFICERS

TO THE

CHINESE IMPERIAL MARITIME CUSTOMS SERVICE,

FROM 1871 TO 1882.

WITH CHAPTERS ON THE HISTORY OF MEDICINE IN CHINA; MATERIA MEDICA; EPIDEMICS; FAMINE; ETHNOLOGY; AND CHRONOLOGY IN RELATION TO MEDICINE AND PUBLIC HEALTH.

Compiled and Arranged by

SURGEON-GENERAL C. A. GORDON, M.D., C.B.,

Honorary Physician to Her Majesty the Queen,

AUTHOR OF 'CHINA FROM A MEDICAL POINT OF VIEW,' 'OUR TRIP TO BURMAH,' 'EXPERIENCES OF A REGIMENTAL SURGEON IN INDIA,' 'LIFE ON THE GOLD COAST,' 'LESSONS IN HYGIENE AND SURGERY FROM THE FRANCO-PRUSSIAN WAR,' 'ARMY HYGIENE,' 'ARMY SURGEONS AND THEIR WORKS,' 'HYGIENE OF CHOLERA,' 'THE SOLDIER'S HANDBOOK OF SANITATION' 'THE FRENCH AND BRITISH SOLDIER,' ETC., ETC.

LONDON:

BAILLIÈRE, TINDALL, AND COX, 20, KING WILLIAM STREET, STRAND.

1884.

The following is a list of gentlemen whose able contributions to the Reports of the Customs Service have furnished materials for the present volume, namely:—

Aldridge, E. A., L.K. and Q.C.P., Hoihow.
Begg, C., M.B., C.H.M., Hankow.
Blair, G. H., Esq., Shanghai.
Brereton, J. G., L.K. and Q.C.P., L.R.C.S.I., Chefoo.
Carmichael, J. R., M.D., F.R.C.S., Chefoo.
Carrow, F., M.D., Canton.
Deane, A. S., L.K. and Q.C.P., Wuhu.
Dudgeon, J., M.D., C.H.M., Peking.
Dugat, Mons. E., Peking.
Eldridge, S., M.D., Yokohama.
Fraser, J., L.R.C.S.I., L.R.C.P.E., Tientsin.
Henderson, W., A.L.F.P. and S.G., Shanghai, Ningpo.
Henry, A., M.A., L.R.C.P.E., L.R.C.S.E., Ichang.
Irwin, A., L.K. and Q.C.P., L.R.C.S.I., Tientsin.
Jamieson, R. A., M.A., M.D., M.R.C.S., F.R.G.S., Shanghai.
Jardine, J., M.D., C.H.M., Kiukiang.
Jones, C. M., F.R.C.S., Amoy.
Lowry, J. H., L.R.C.P.E., L.R.C.S.E., Pakhoi.
Macgowan, D. J., M.D., Wênchow.
Mackenzie, J. H., M.D., L.R.C.S.E.
Manson, P., M.D., M.C.H., Amoy.
Manson, D., M.D., C.H., Takow, Tawanfoo.
McFarlane, E. P., L.F.P. and S.G., Ichang.
Meadows, Dr. R., Ningpo.
Müller, Aug., M.D., Amoy.
Myers, W. W., M.D., M.C.H., Chefoo.
Platt, A. R., M.D., Chinkiang.
Pollock, J., L.K. and Q.C.P., L.R.C.S.I., Swatow.

Reid, A. G., M.D., F.R.C.S.I., Hankow.
Rennie, T., M.B., M.C.H., Takow, Tawanfoo.
Ringer, B. S., M.R.C.S., L.S.A., Ningpo.
Scott, H. M., L.R.C.S.I., Swatow.
Shearer, Dr. George, Hankow, Kiukiang.
Simmons, D. B., M.D., Yokohama.
Somerville, J. R., M.D., F.R.C.S.E., Pagoda Anchorage, Foochow.
Stewart, J. H., M.D., Foochow.
Underwood, G. R., M.B., C.H.M., Kiukiang.
Wales, J. F., M.D., C.H.M., Canton.
Watson, J., M.D., L.R.C.S.E., Newchwang.
White, R. G., L.S.A., M.R.C.S., Chinkiang.
Wong, Dr. F., Canton.

If in the above list any names have by mistake been omitted, I shall be very sorry. My desire is to give full credit to each and all the medical gentlemen whose reports I have endeavoured to give abstracts of; and with this view I have endeavoured also to give their several names in connection with individual extracts from those documents.

《大清帝国海关医务官员十年报告汇总（1871—1882）》

人。作为旁证，1855 年 7 月，黄宽通过皇家外科学会专业考试，也被“授予博士学位”。但是三年之后，英国明确调整了医学博士学位（MD）的学位要求，此前颁发的学位应有调整措施。

但是，比起当时中国医务和公共卫生管理刚刚起步的状况，黄宽有无学位，并非关键因素。重点是，他作为同治年间最早的、唯一的西方学术共同体认定的西医人才，行医空间到底多大，走得多远，海关医报是最好的物证。1863 年涉足海关管理的黄宽，比起其同班同学，已经大放光彩。容闳还在不断跳槽，做茶叶蚕丝业务；黄胜还未独立办报；唐廷枢正在学做买办跑街。发小同学中只有黄宽已经参与到了官方管理层面，对公共卫生管理自有心得。黄宽参与采取的公共卫生措施，一定程度上隔离了传染性微生物在国境线内外的传播流行，继而对进一步防止传染性病原体在国内人群中的分布扩展，起到了初级预防的功效。

19 世纪 80 年代，医学微生物学、临床传染病学已经在显微镜和疫苗技术等支撑下，获得长足发展。曾任国际热带传染病协会主席的著名学者孟生（Patrick Manson，MD）大夫，长期驻留香港提供医学服务，并深入内地现场采样研究，后期还出任香港西医大学堂教务长，培养出了孙逸仙等本土医学博士。医学微生物学成为 19 世纪后叶的显学，各方面对其相当重视。

科学管理最终打动了上海的清政府地方当局，他们于 1905 年设立巡警部，也称民政部，其中设置卫生司，此乃公共卫生事业的发端，由以往“个别的、自为的、缺乏管理的行为转变

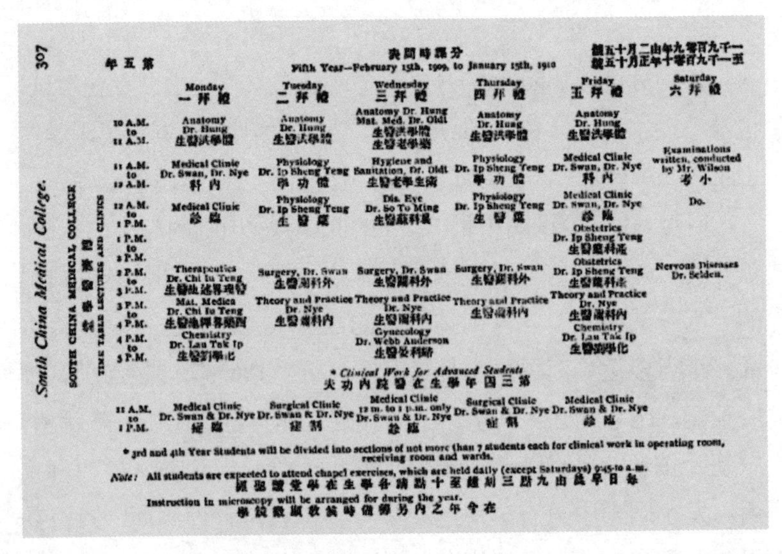

307

South China Medical College.

SOUTH CHINA MEDICAL COLLEGE

TIME TABLE LECTURES AND CLINICS

第五年

分課時間表

Fifth Year—February 15th, 1909, to January 15th, 1910

	Monday 禮拜一	Tuesday 禮拜二	Wednesday 禮拜三	Thursday 禮拜四	Friday 禮拜五	Saturday 禮拜六
10 A.M. to 11 A.M.	Anatomy Dr. Hung	Anatomy Dr. Hung	Anatomy Dr. Hung Mat. Med. Dr. Oldt	Anatomy Dr. Hung	Anatomy Dr. Hung	
11 A.M. to 12 A.M.	Medical Clinic Dr. Swan, Dr. Nye 內科	Physiology Dr. Ip Sheng Teng	Hygiene and Sanitation, Dr. Oldt	Physiology Dr. Ip Sheng Teng	Medical Clinic Dr. Swan, Dr. Nye 內科	Examinations written, conducted by Mr. Wilson
12 A.M. to 1 P.M.	Medical Clinic	Physiology Dr. Ip Sheng Teng	Dis. Eye Dr. So To Ming	Physiology Dr. Ip Sheng Teng	Medical Clinic Dr. Swan, Dr. Nye	Do.
1 P.M. to 2 P.M.					Obstetrics Dr. Ip Sheng Teng	
2 P.M. to 3 P.M.	Therapeutics Dr. Chi Iu Teng	Surgery, Dr. Swan 外科	Surgery, Dr. Swan 外科	Surgery, Dr. Swan 外科	Obstetrics Dr. Ip Sheng Teng	Nervous Diseases Dr. Selden.
3 P.M. to 4 P.M.	Mat. Medica Dr. Chi Io Teng	Theory and Practice Dr. Nye 內科	Theory and Practice Dr. Nye 內科	Theory and Practice 內科	Theory and Practice Dr. Nye 內科	
4 P.M. to 5 P.M.	Chemistry Dr. Lau Tak Ip 化學		Gynecology Dr. Webb Anderson		Chemistry Dr. Lau Tak Ip 化學	

* Clinical Work for Advanced Students

	Monday	Tuesday	Wednesday	Thursday	Friday	Saturday
11 A.M. to 1 P.M.	Medical Clinic Dr. Swan & Dr. Nye	Surgical Clinic Dr. Swan & Dr. Nye	Medical Clinic 12 m. to 1 p.m. only Dr. Swan & Dr. Nye	Surgical Clinic Dr. Swan & Dr. Nye	Medical Clinic Dr. Swan & Dr. Nye	

* 3rd and 4th Year Students will be divided into sections of not more than 7 students each for clinical work in operating room, receiving room and wards.

Note: All students are expected to attend chapel exercises, which are held daily (except Saturdays) 9:45 to 10 a.m.

Instruction in microscopy will be arranged for during the year.

1909 年广州岭南大学医学院课程表

19 世纪末期的细菌学发现和热带病学建立，使得公共卫生管理在科学技术基础上，有的放矢地开展疾病预防、健康维护等核心工作。

为系统的、有组织的、纳入官方职权范围的一项公共事业”。[6]

衙门所涉业务除了种痘，还有育婴、收尸，以及菜场、屠宰场和粪车管理。19 世纪末期的细菌学和热带病学建立，使得公共卫生管理在科学技术基础上，有的放矢地开展疾病预防、健康维护等核心工作。

1909 年，岭南大学医学院（其前身为博济医学堂，后改为中山大学医学院）课程中，卫生与防疫正式成为教学内容（每周三上午 11：00—12：00 授课），为深化公共卫生管理，社会开始贮备各类现代化人才。中国的公共卫生事业，终于后继有人。

注释：

① 朗格著，高俊译:《上海社会概况》，载《上海故事》，生活·读书·新知三联书店 2017 年版。

② 葛红兵、许峰:《租界时期上海菜场的文化规训与视觉整饬》，载《城市的后面》，上海文化出版社 2011 年版。

③ 彭善民:《公共卫生与上海都市文明（1898—1949)》，上海人民出版社 2007 年版。

④ 王尔敏:《五口通商变局》，广西师范大学出版社 2006 年版。

⑤ 张大庆:《黄宽研究补正》，《中国科技史杂志》2011 年第 1 期。

⑥ 彭善民:《公共卫生与上海都市文明（1898—1949)》。

先辈虽逝理念在

——哈佛医学院曾在上海昙花一现

Nephrectomy 是一个相当冷僻的医学术语，即肾脏全切除术。如果要厘清梁任公大师当年的手术“事故”，即坊间流传的错割右肾，阅读英文原版史料是必须的。1926 年的北京协和医院，英语是官方语言，所有文件用英语记载，包括主刀医生，即中国首位哈佛医学博士刘瑞恒（J. Heng Liu，MD）大夫的第一手资料。

当然，不少患者也娴熟英语，比如梁启超就曾以英文释疑病情。但是，有关梁启超医案的细节，长期以来大都为一面之词，主要源自梁氏朋友圈。其中火气比较大的，要数陈西滢、徐志摩等一班热血

HOSPITAL STAFF*

July 1, 1925—June 30, 1926

ADMINISTRATION

**T. DWIGHT SLOAN, M.D.	Medical Superintendent
J. HENG LIU, M.D.	Acting Medical Superintendent
S. T. WANG, M.D.	Assistant to Medical Superintendent
***MABEL E. TOM, R.N.	Admitting Officer
SARA ELIZABETH GORDON	Acting Admitting Officer

EIGHTEENTH ANNUAL REPORT

OF THE

MEDICAL SUPERINTENDENT

OF THE

PEKING UNION MEDICAL COLLEGE HOSPITAL

FOR THE YEAR ENDING JUNE 30, 1926

PEKING, CHINA

北京协和医院第十八次年报

后生，他们在《现代评论》和《晨报》上刊文，大骂协和医院。出于种种原因，独肾的梁启超很谨慎，未放任事件升级。

据 1926 年度协和医院年报，截至当年 6 月，协和医院外科仅施行过 2 例肾脏全切除术，其中包括为梁启超所做的手术。可见 20 世纪初期，再好的医院，也不敢轻易承接肾脏全切除术。这台大手术要从后背部切割到前腹部，留下刀疤足有尺余。医生接手该手术极其小心，尤其在以严谨为座右铭的协和医院，指责医院和医生“孟浪”，过于简单粗暴，何况手术是患者要求的。

请刘瑞恒医生主刀，梁氏好友力舒东医生（Zung-dau Zau, MD）功劳不小，为此他自己担当主刀助手。刘大夫 1915 年获哈佛医学博士学位，回国后首先任职于昙花一现的上海哈佛医学院（1911—1916），即当年的红十字医院，如今的华山医院。近百年来，从这座百年老屋里，走出一代又一代西医后学，如今不少人反倒成了美国医学界精英，学界素有“上医”品牌。

为梁启超主刀时，历经美国哈佛与上海哈佛医学院双重医学训练的刘大夫，正值 36 岁年富力强之时，是北京协和医院挂头牌的中国籍专家，为协和执行医务总监（或称副院长），业务水平一人之下。要知道，是年的小洛克菲勒，也只是协和董事会里资历尚浅的成员。

适逢多事之秋，军阀火并。刘大夫在其执笔的 1926 年外科总结中说：“过去一年的内战，使外科处于紧张的战争状态，用尽科室所有资源……有好几个月，外科病房就像野战医院……是年有三位医生休假，他们是外科主任泰勒教授、外科副教授韦伯斯坦博士和外科高级助理约翰查博士”（北京协和医院第十八次年报，1926 年）。火线边缘的刘大夫责无旁贷，独自担负

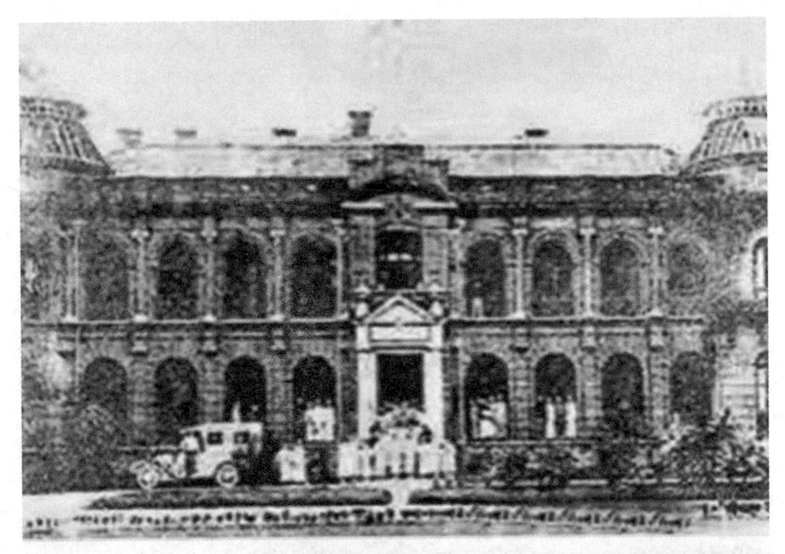

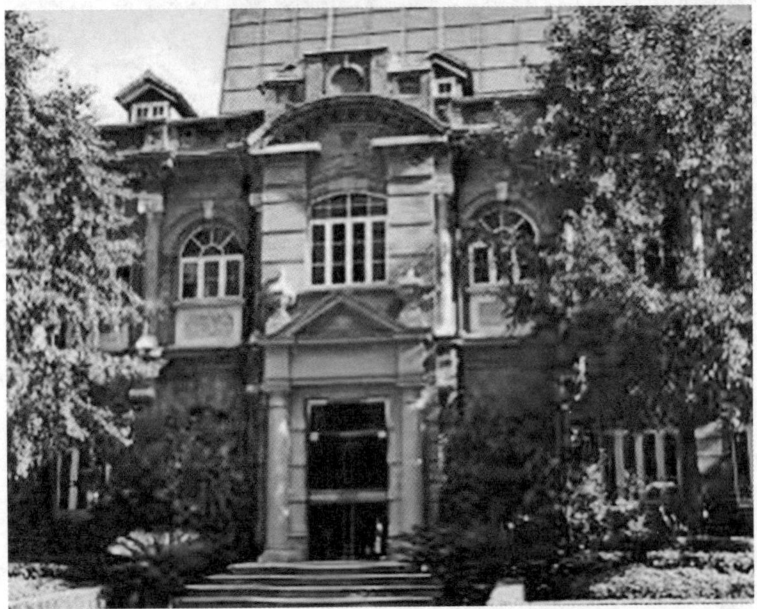

上海哈佛医学院原址，即华山医院红楼，俗称哈佛楼

梁启超发表与其信众相悖的文字，本意是可爱的，他要用自身的失败手术，为现代医学背书。

协和医院外科的重要业务。

在舆论将"错割右肾"炒得火热时，梁启超及时用英语和汉语两种文本，出面平息事态。他在当年6月2日的《晨报》上列出诊疗细节：首先排除输尿管和膀胱疾患，"再试验肾脏，左肾分泌出来，其清如水；右肾却分泌鲜血"。按任公的说法，所谓的肾功能检查技术，能自如控制肾脏分泌，分辨左右两侧排尿状况，即使现今的泌尿科专家，也从未听说过如此这般的临床检测。"最后用X光线照见右肾里头有一个黑点，那黑点当然该是肿疡物"，国学大师梁启超显然误解了医学新技术，肿瘤影像实为灰白阴影。

梁启超发表与其信众相悖的文字，本意是可爱的，他要用自身的失败手术，为现代医学背书："我们不能因为现代人科学智识还幼稚，便根本怀疑到科学这样东西。即如我这点小小的病，虽然诊查的结果，不如医生所预期，也许不过偶然例外。至于诊病应该用这种严密的检查，不能像中国旧医那些'阴阳五行'的瞎猜。这是毫无比较的余地的。我盼望社会上，别要借我这回病为口实，生出一种反动的怪论，为中国医学前途进步之障碍。——这是我发表这篇短文章的微意。"

所幸的是，刘大夫基本功扎实，病家承认术后康复相当成功，不过痛苦了十几天，没有高烧，未见感染。但是，有关手术粗糙的流言，继续在名人效应下流传，最新版本出自费正清的太太费慰梅（Wilma Canon Fairbank）《梁思成与林徽因：一对探索中国建筑史的伴侣》一书，内容皆由口耳相传，为"朋友的朋友"所闻，研究者对此转手记录，一笑而过足矣。

有关手术失败的非议，始于术后持续血尿。临床上，血尿病因涉及与内科、外科有关的多种人体生理，至今尚属临床难题。但当年医患双方迷信医用 X 光机，更无半个多世纪后面世的器官造影术，武断判定血尿源自肿瘤，造成诊疗误差。以致梁氏最后不得不向女儿承认，“这回手术的确可以不必用”。尽管患者怨言克制，但名人之痛，纠缠了哈佛医学博士一生。

必须承认，尽管拥有中国医学史上首个哈佛医学博士头衔，而且长期担纲中国哈佛同学会会长，但刘瑞恒大夫的名字在当下的医学界鲜为人知。至于他海归就职的首位东家——上海哈佛医学院，学界就更生疏了。这所世界顶级大学上海分部，虽然生不逢时，存世仅六年，却从未被哈佛大学遗忘，有关档案

The Harvard Medical School of China, Incorporated. **Fourth Annual Report of the Executive Committee. Boston. 1914. Pp. 52.**

The Harvard Medical School of China at Shanghai was incorporated in 1911, put into operation in January, 1912, and is now ready to graduate its second class. Owing to the lack of funds for a separate establishment, it has during its period of operation been associated with the Red Cross Society of Shanghai, making use of the buildings of that society, an association which has proved of mutual advantage. The staff of the school comprises six doctors and surgeons, beside nurses, business manager, etc. The number of students is not large, owing to the high standard set for admission—a standard which admitted only six out of twenty applicants for admission last fall but which has thereby secured a select student body.

The relation which the school bears to the community was illustrated by the part it took in the care of those wounded in the fighting which took place during July and August, 1913, in and near Shanghai. Another more important service which such an institution owes to the community, is that of research along lines which particularly affect that community; but unfortunately, the staff is small and the work heavy so that such work can be carried on only "sporadically."

哈佛大学公布的 1914 年官方记录中有关上海哈佛医学院的记载

19 世纪末期，医学人文精神在东西方同时传播，开始注重弱势群体的健康救助和医护关照，逐渐摆脱了宗教传播导向下的医学发展路径。

继续披露其一手资料。

原始资料显示，作为教育机构的哈佛医学院来华办学，要比西医东渐过程中来华创立医学培训的宗教机构，足足晚了半个世纪，恰遇清末民初中国政体发生本质性更替的转折时期[①]。上海哈佛医学院的开张投入很拮据，不像稍晚在华出现的建制化医学院，背后有洛克菲勒等商业大亨主动解囊相助。这家世界顶级医学院，只能依附本地幼稚的红十字会系统，借助上海红十字医院勉强开张。

截至 1914 年，上海哈佛医学院除了护士与管理人员，专业教师由六位内科和外科医生构成，其中院长马丁·爱德华兹（Martin R. Edwards）和两位医生不得不在上海圣约翰大学医学院暂时任教一段时间。在校学生也仅六名，美其名曰高标准择优录取，其实报名者寥寥，总共也不过区区二十余人，无法与本地老牌的圣约翰大学医学院争夺优秀生源。

但本次中外合作的亮点，应该聚焦在合作伙伴红十字医院方面，后者堪称晚清现代化探索的先驱之一，按照笔者近年构建的学术理论，不妨将其归属于医源性现代化的先进典型。19 世纪末期，医学人文精神在东西方同时传播，开始注重弱势群体的健康救助和医护关照，逐渐摆脱宗教传播导向下的医学发展路径。

比如，通过医学技术支撑，由医学机构延伸举办的盲人学校、聋人学校等特殊照护机构，本质上与红十字理念下的医学院建设一脉相承，此乃现代医学人文精神在中国移植萌芽的迹象。更值得一提的，是被历史雾霾整整掩盖了一个世纪的知识精英金韵梅（1864—1934）与沈敦和（1866—1920）在中国医学史上的特殊贡献。

这两位宁波籍海归学人，关爱生命的路径虽有不同，但对中国现代医学教育的建制化建设，功不可没。前者赴美习医，回国后行医并从事医学教育。后者求学英伦，深受医学人文救助的思想精髓影响，回国后得以实现夙愿，1904 年在沪创立万国红十字会。沈敦和先后创办过上海红十字会时疫医院、上海红十字会总医院、天津路分医院、中国公立医院等，并兼任各所医院的院长。[②]

据此，哈佛大学选中具有西学思维模式的沈敦和及其创办的医学机构，合办上海哈佛医学院，逻辑依据清晰。据目前尚存的以上海哈佛医学院名义发表的威廉·夏普的医学博士论文[③]，其研究主题为工业化所带来的职业病的病因提供了线索，具有鲜明的时代性。聚焦人类社会未来疾病趋势，体现出哈佛学者的医学思维与学术格局，已经超越来华医学曾经充任的宗教侍女的从属地位。西医东渐的现代化阶段，开始发端于中华大地。

DELAYED CHLOROFORM POISONING.

WILLIAM SHARPE, M.D., The Harvard Medical School of China.

Owing to the very extensive use of chloroform as an anæsthetic throughout China and the East, I consider the following case to be very instructive in impressing once more upon us not merely the immediate danger of chloroform, but rather, its remote or delayed effects.

威廉·夏普关于氯仿中毒研究的博士论文

注释：

① Peter Kong-Ming New etc. Harvard Medical School of China, 1911-1916: An Expanded Footnote in the History of Western Medical Education in China. *Social Science & Medicine*, 1982, 16(12): 1207-1215.

② 池子华等:《中国红十字运动的区域研究》, 合肥工业大学出版社 2012 年版。

③ William Sharper. Delayed Chloroform Poisoning. *The China Medical Missionary Journal*. September, 1912: 273-276.

西医东渐露拐点

——从宗教侍女到奥斯勒精神

一般来说，寿命越长，越有机会把握话语权。照此逻辑，当事人的口述，通常被视为一手研究史料。“圣约翰大学的专业跟今天不一样，圣约翰大学本部只分文科、理科，医科在另外一个地方，我们不大碰头。”[①]但这一次，周有光先生的自述有

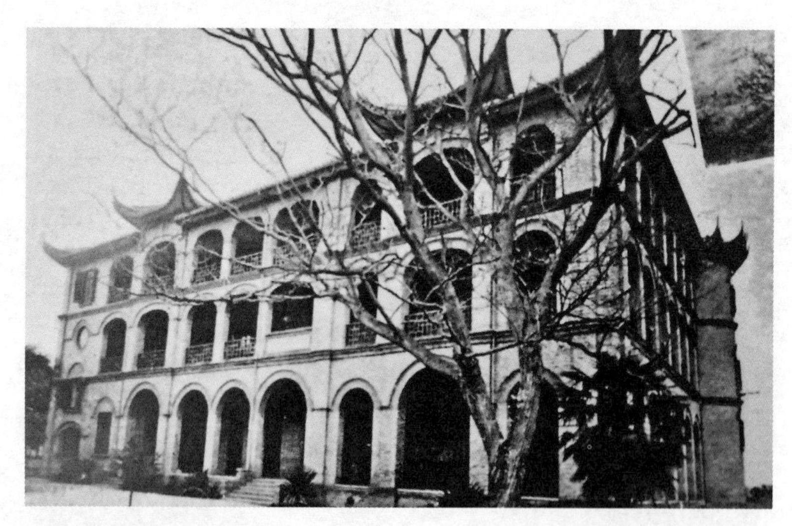

圣约翰大学格致楼（1899 年）

偏差。当然，后生也没有必要苛求百岁老人的回忆细节。作为文科生，周老当年恐怕并无机会了解医学院的课程安排。事实上，圣约翰医学院的人体解剖教学现场，就设在梵皇渡校园的格致楼。这栋通过社会募集3万美元，花费一年时间修建的大楼，各层分别设置了化学、物理和医学专门教室。

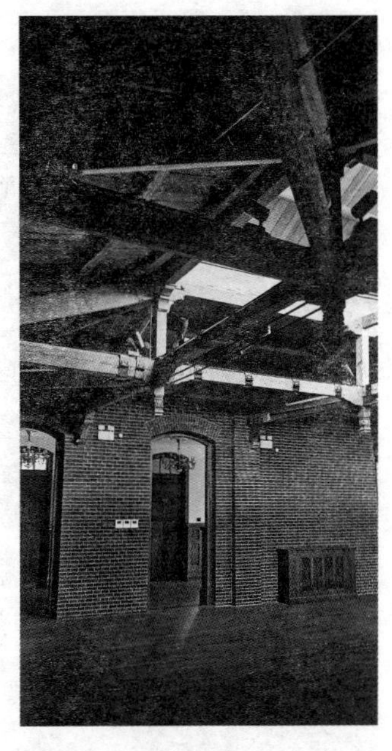
整新后的格致楼三楼（2017年）

每具大体“老师”的尸体，被人力升降机运抵三楼，安置在巨型天窗下方，此处可谓国内建制化医学院最早拥有的解剖教学区域。彼时，教授惊世骇俗的人体解剖课程，因涉及诸如“身体发肤，受之父母，不敢毁伤，孝之始也”等礼教文化和传统医学的千年禁锢，在晚清社会尚未达到可以公开张扬的地步。因而，人体解剖课程即使在开明的大学校园依然鲜为人知，称医学院师生为时代先锋，并不为过。

此前一个世纪，不断遭遇西医东渐的刺激与鼓励，本土学者中也不乏致力于以一己之力寻求传统医学突破途径的探索，其代表作品包括王清任的《医林改错》和唐宗海的《中西汇通医经精义》等，但所涉解剖学讨论肤浅，学术价值有限。上述工作的可贵之处在于，极少数本土学者敢于挑战千年思想束缚，其融通东西方医学的愿望，展示了华夏学人不乏探索革新精神。

圣约翰医学院的学制严格执行美国教学标准，毕业生可被

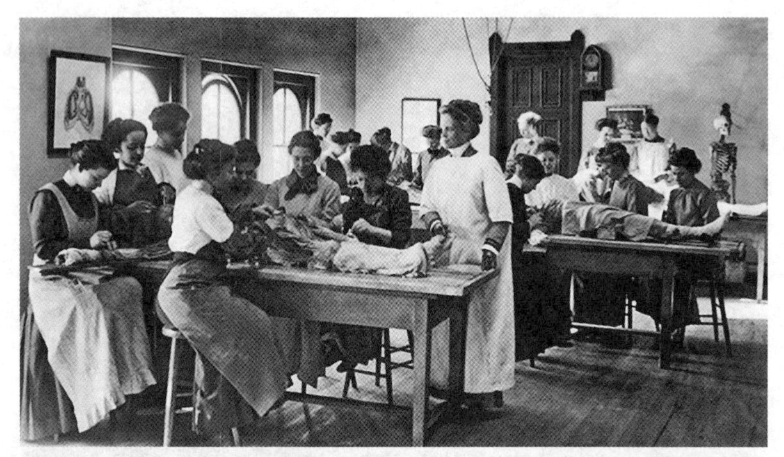

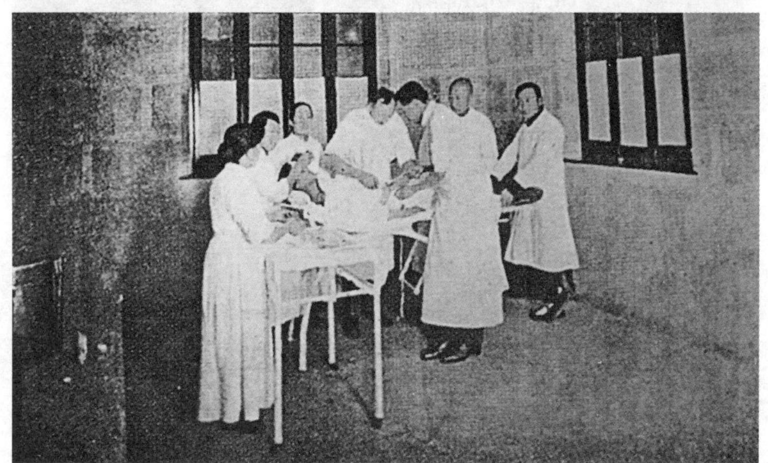

始于 19 世纪末叶的人体解剖教研现场

授予宾州大学医学博士学位。1903—1905 年，创建中华医学会的颜福庆、刁信德、俞凤宾均毕业于此。其人体解剖教学范式，与目前保留下来的纽约女子医学院的教学实景类似。到了稍晚的 20 世纪初，我国南通市的地方性医学机构，也都开始了现代

中国临床医疗服务上“男女授受不亲”的文化障碍，从东南沿海到内陆大地，逐步实现全面突破。

意义上的人体解剖工作。

从回顾人体解剖学切入，全方位检验现代医学在本土被引进和传播的史实，不仅是透视医学常识和临床服务在华落地实效的窗口，更是重审始于19世纪末，在全球医学教育与临床实践中倡导奥斯勒医学人文精神的西风，如何吹进华夏大地的新视角。

1912年是中国历史转折当口，不妨考察内陆城市武汉，这里既然能够催生共和体制，当然出现中国医学史上首个男性护士培训班也不令人惊讶。通过此前数十载的西医传播，中国临床医疗服务上“男女授受不亲”的文化障碍，从东南沿海到内陆大地，逐步实现全面突破。

与西方现代医学的护理学科发展模式不同，中国男性护士加入临床服务，几乎从一开始就伴随了西医东渐的全部历程。

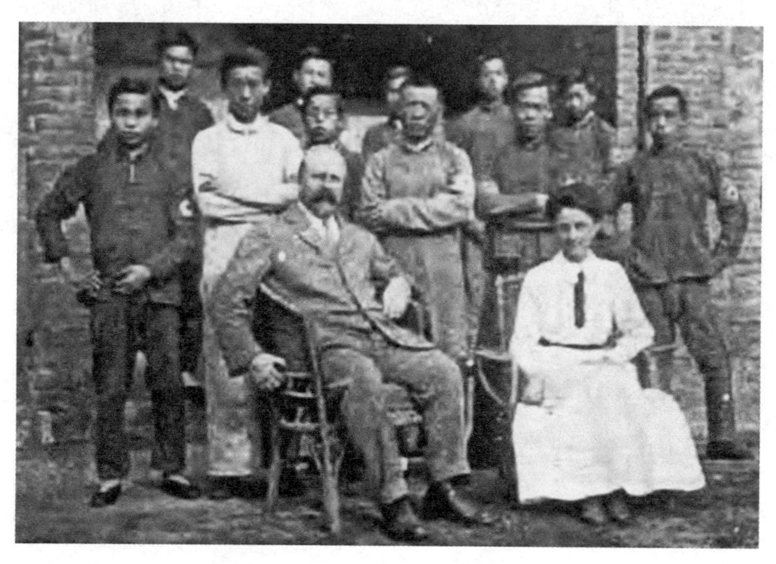

哈奇纪念医院的男性护士结业合影

从1805年十三行设立痘局建制，男性痘师为百姓接种牛痘，到1835年伯驾医生设立眼科诊所，培训雇佣关涛为医护助理开始，我国宽泛意义上的男性护理从业生态，比首位女性传教医生斯葛尼·鹊斯克（Sigourney Trask）于1875年在福州设立妇婴护理医疗，足足提前了半个世纪有余。

到了1899年，规模宏大的广州夏葛女子医学院设立，标志着东南沿海的思想解放与医学进步，足以建制化地批量催生本土医学女性，涉及跨性别的职业性护理科目。但与此同时，内陆地区女护士服务男病人的禁忌，仍风气未开。现代化意识启蒙之初，在幅员广阔的中华大地上，其难度之大与传播之慢，可见一斑。

“必须认识到另一个不同之处，女护士不能照顾男病人。我们预计，女性护理理念的实现，还需要经过多年努力。目前所知唯一的案例，乃是战时在红十字医院的一次尝试。一般认为，此地聘请妇女从事护理事务，目前只能处于间接层面”[②]。为此，汉口哈奇纪念医院（Hodge Memorial Hospital，即普爱医院）从沿海地区聘请资深女护士，赴鄂培训男性护士。

目前，有16名小伙子正在参加最少3年的课程培训。他们的年龄介于16岁到22岁之间，都接受过至少一次基本启蒙教育，有些是其他医院派来完成我们规定课程的。每个小伙子都要接受一个月的预科。最初6个月，除提供食物外，每人每月还享有六百现钱的生活补贴。过渡期结束，如果表现令人满意，他们的补助将增至一千现钱，直到他们通过所有考试。此后他们的薪酬还会增加，而且还

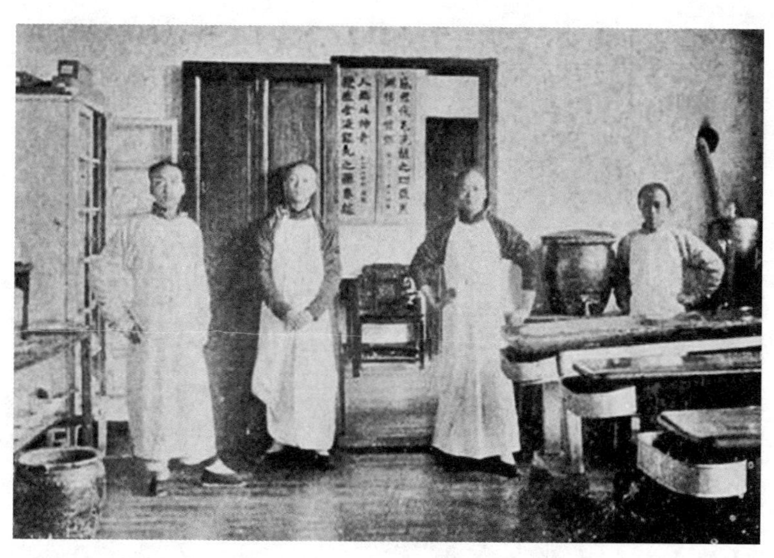

手术室里的本土男护士

> 提供医院制服，左袖佩戴红十字，上面缝着不同数量的白色横条，以表明每个人的资历等级。

从19世纪初零星上岗的男性医护，到建制化批量培训男性护士执业，适应过程几近一个世纪。1903年，重庆地区的麦卡尼医生在其清除女性巨型卵巢囊肿的手术记录中，特意声明麻醉工作由男性助理杰克·王先生担任。麻醉师对于现代外科的重要性，不言而喻。

西方教会派遣传教医生入华之初，利用医疗手段，兼具明确的功利目标。在华医务传道会（The Medical Missionary Society in China）会长郭雷枢[3]直指医学须担负起宗教传播的侍女角色。

传教医生的工作重心，就是最大程度招募信众，即通过免

学术共同体逐步达成共识，首先是传播医学科学，其次是医学传教，第三才是转达教会信息。

濰陽

耶穌教男醫院

耶穌差遣門徒去宣講 神國的道醫治有病的人

憑票取藥過午看病務聽囑託不可過服

每服 每日 次 飯 溫水服

散 每服 包 每日 次 飯 溫水服

膏 每日 次擦患處

光緒三十三年 月 日 在田宅街 發

处方上的宗教色彩

费赠医，以计算入教人数最大化为考核指标。为此，他们编写了大量通俗易懂，具有各地方言特色的祷告词，利用一切可能的时间、空间，伺候上帝，感恩上帝，将上帝福音摆到患者耳旁。

还是以20世纪初的麦卡尼医案为例，“我被唤去出诊，处置宫缩启动后已达3天的产妇……病情一旦确定，且无可逆转，只能建议产妇接受剖宫产。这是产妇的唯一生存机会，也是唯一可能拯救胎儿的途径”④。

此案发生在1902年，医生方面并未将宝贵的生命拯救时间浪费在烦琐的传教细节之中。类似的医案，在1887年面世的博医会报（*The China Medical Missionary Journal*），特别是晚期的版面上都有发表。可见事情正在悄悄发生着变化，在医学共同体内部，传出了与郭雷枢们不同的声音。从1907年5月出版的博医会报开始，编辑委员会直接将杂志名称中的传教标记“missionary”删去，改名为*The China Medical Journal*，以突出其科学立场。

史料表明，夸张、野蛮等非人性手段，已被专业人士所厌恶。“医学传教士讲述妇女背上长有巨大的痈疖肿块……拿出一把刀插进去……本次传教所包含的野蛮和犯罪部分，被忽视了。那个人的名字，应该从医疗传教登记册删除，他的身体应该被扔在外部的黑暗中”。

在1886年新成立的中国教会医学会，简称“博医会”（The

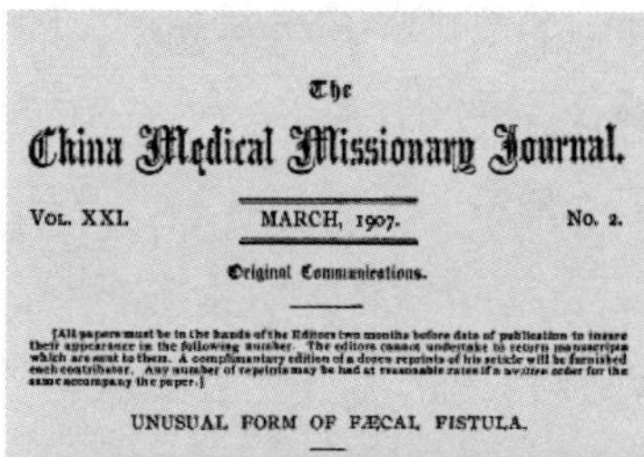

The China Medical Missionary Journal.

Vol. XXI. MARCH, 1907. No. 2.

Original Communications.

[All papers must be in the hands of the Editors two months before date of publication to insure their appearance in the following number. The editors cannot undertake to return manuscripts which are sent to them. A complimentary edition of a dozen reprints of his article will be furnished each contributor. Any number of reprints may be had at reasonable rates if a written order for the same accompany the paper.]

UNUSUAL FORM OF FÆCAL FISTULA.

By Rev. W. Arthur Tatchell, M.R.C.S. (Lon.), L.R.C.P. (Eng.) Wesleyan Mission Hospital, Hankow.

In reading the list of operations in hospital reports in China, one is impressed by the absence of abdominal operations. Perhaps their omissions are explained by the regrettable fact that the hospitals are not sufficiently equipped; therefore doctors refuse to expose patients to the inevitably grave dangers of operation under such unfavourable conditions. Other reasons may be of a personal character, either on the part of the surgeon or local prejudices, etc., etc.

However these or other reasons may justify or explain their absence from the lists of operations; certainly here in China there cannot be any lack of abdominal diseases that constantly call for surgical interference.

It presents a wide and interesting field for those able and willing to undertake such work.

During recent years the technic of abdominal surgery has become so perfected that one ought not to hesitate in entering the hitherto forbidden region of the peritoneum.

It presents the most interesting, encouraging and successful sphere of surgery in the hands of an experienced man, but on the other hand, the most dangerous and fatal if attempted by one who has neither seen or performed abdominal surgery. But this maxim is not confined alone to this particular field of surgery.

During the past two years we have been fortunate in having several very successful abdominal operations, viz., intussusception, removal of the appendix, ovariotomies, etc., etc. The last abdominal case we have had is of unusual interest, and is the subject of this paper.

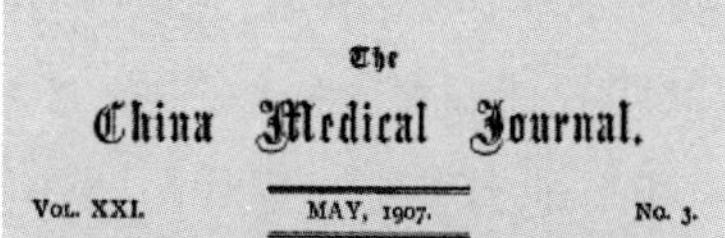

The China Medical Journal.

Vol. XXI. MAY, 1907. No. 3.

Original Communications.

[All papers must be in the hands of the Editors two months before date of publication to insure their appearance in the following number. The editors cannot undertake to return manuscripts which are sent to them. A complimentary edition of a dozen reprints of his article will be furnished each contributor. Any number of reprints may be had at reasonable rates if a written order for the same accompany the paper.]

WANTED A DIAGNOSIS.

By C. H. Graham Aspland, M.D., C.M., F.R.C.S.E.

The patient, myself, aged forty-two. Residence in China less than two years. Health: never had any sickness in my life that I can remember. Previous to coming to China lived a hard, rough life on the Labrador coast for several years. Height five feet seven inches, weight 170 lbs. Onset of disease took place in a missionary monthly meeting in Peking, during a very interesting address on Russia. Within half an hour large globular swellings arose in the palms of the hands, on the exterior surfaces of forearms and the external surface of thighs, not painful, only inconvenient, as I could not shake hands, or even close them. In the hands they were the size of pigeon eggs and in the other parts larger and more diffuse. For the moment angio-neurotic œdema flashed into my mind, and I immediately exhibited myself to about half a dozen medical missionaries present. The meeting over I got into my cart and got home in about an hour. On trying to get out of the cart I found both legs quite stiff, not due to any cramped position, but felt as though the skin was thickened and wouldn't stretch. I immediately undressed for bed, and was decidedly interested to find my lower limbs covered with large purpuric patches, well defined, with a well-marked urticarial border. The patches were none of them smaller than a five-cent piece; the majority being about an inch long and very many extending up to three or four inches in diameter. All the time I felt perfectly well, had no elevation of temperature and slept perfectly. On waking the urticarial condition had gone, but the purpura remained (the patches passing through the usual stages and finally disappearing

博医会杂志 1907 年 3 月号和 5 月号的刊名变化

Medical Missionary Association of China）的章程中，学术共同体逐步达成共识，首先是传播医学科学，其次是医学传教，第三才是转达教会信息⑤。

所以，面对历史影像记录，研究者难免开始沉思：当身患巨型卵巢囊肿的富家女子已经处于无法正常卧睡状况，其小脚和双腿无法支撑比其体重还重的肿瘤以及自身肉体，以致完全影响患者自由行走时（参阅本书前言中所刊照片），到底是谁协助她赴外籍男性西医处就诊？

答案无非是，其家庭和家族不顾外界非议，方有该女子获得现代医学救治的机会。患者眼神中的最后一丝生存渴望，即是最明确的时代变迁证据。女性患者直面为其服务的外籍男医生和本地男护士，现代医学击败了绵延千年的封建礼教，开始形成新颖的医患信任关系。19 世纪后期的华夏医学生态表明，从女性医护从业人员到女性患者，开始撞击男权社会的铁壁，被压抑千年的自我意识终于觉醒。

有别于 19 世纪初抵华的医学传教，到了 19、20 世纪之交，奥斯勒医学人文精神西风徐来，直接与千年传统禁锢，以及西方传教士利用医学传播宗教，展开全面抗衡。从更加宏观的中国现代化进程而言，医学人文对于促进华夏思想启蒙，呈现出崭新的里程碑意义。这些以往被忽视的医源性社会科学视角，越来越彰显出医学作为宗教侍女的角色逐步弱化，医学人文精神日益提升的历史事实。

注释：

① 周有光、马国川:《今日中国的大学与大学教育》,《读书》2010 年第 10 期。

② W. Arthur Tatchell. The Training of Male Nurses. *The China Medical Missionary Journal*. September, 1912: 268–273.

③ Thomas R. Colledge. Senior Surgeon H.B.M. Service, Philadelphia December 8th, 1838.

④ 尤婷婷、吴珈悦、方益昉:《中国最早的剖宫产病例》,《中华妇产科杂志》2019 年第 4 期。

⑤ H. W. Boone. The Medical Missionary Association of China: Its Future Works. *The China Medical Missionary Journal*. March, 1887: 4–5.

前赴后继二百年

——推动中国社会现代进程的医学联盟

离2020年新年还差三天的时候，《中华人民共和国基本医疗卫生与健康促进法》终获通过。该法审核过程久经曲折，意在平衡各方利益。但愿这部涉及医患双方权利、义务与法律规范的文本，能在未来临床实践中适应社会各方利益诉求的调整变化。

应该承认，这项姗姗来迟的立法成果，与着眼缓解恶性医患冲突上升趋势的期待有关。其中，除了权威部门的职责担当之外，更有民间机构，特别是医学相关领域各种人群与团体的贡献。他们利用传统媒体和网络平台，经年不断聚集舆论，大声呼吁，为现代社会管理模式的改良起到了表率作用。

作为校友，笔者特别认可复旦医学博士联盟曾经展示的出色表现，痛陈行医环境之艰难，预言医者后继乏人的困境。据此，不妨沿用医学思想史的学术表达，即医学共同体无法割断与社会发展紧密捆绑的基因血脉。中国过去如此，今后更应如此，此乃现代医学有别于自然科学的社会人文属性所决定的。

1835 年，耶鲁医学博士伯驾在广州十三行开设了首家以传教为目的的西医诊所。三年后，以十三行为中心的周边传教医生、商船医生和政商人士，成立“在华医务传道会”①。医学同道在华结伴而行，打破两千多年来传统医者固守“不为良相，则为良医”的信条。究其本质，华夏医者骨子里普遍暗藏怀才不遇与寂寞发奋的特征，崇尚个体上进精神，缺乏团队合作成分。

该会由 1826 年起就在澳门行医的郭雷枢出任首届会长，并执笔协会宣言，其篇幅不长，却明言西医东进的首要任务在于

THE

MEDICAL

MISSIONARY SOCIETY IN CHINA.

THE great object of this Society, is to aid the Missionary of the Gospel, and the philanthropist, in the execution of their good works, by opening avenues for the introduction of those sciences and that religion, to which we owe our own greatness, by which we are enabled to act a useful part in this life, and which fit us for the enjoyment of a better life hereafter; and to effect these purposes, it is necessary that a favourable impression with regard to ourselves be first made on the minds of the Chinese people. Much experience of the habits and manners of this peculiar people, from a long residence in China, has convinced me, that the practice of the healing art among them promises this desirable influence; and as the Chinese evince the greatest anxiety for the benefits which this science affords, I cannot help urging the consideration of the subject upon the missionary societies, and likewise upon the evangelical communities of both England

8

the members of the "Medical Missionary Society in China," the perusal of Dr. Parker's reports, published quarterly in the Chinese Repository since February, 1836. The "Medical Missionary Society in China" has a house at Macao for the reception and care of such medical gentlemen, as may be sent out to its protection.

THOMAS R. COLLEDGE,
Senior Surgeon H. B. M. Service,
President of the
Medical Missionary Society, China.

Philadelphia, December 8th, 1838.

1838 年版《在华医务传道会宣言》(全文共计 8 页)

传播上帝福音。医学诊治作为一门技术，被认为值得担当传播西方宗教的开路先锋，即宗教侍女是也。

重要的是，此刻的大清王朝已日趋腐朽。统治中华大地的千年封建制度，正面临全球文艺复兴和技术革命带来的挑战。从历史的宏观视角回望，珠江口上这块200米宽、500米长的十三行对外贸易自由区，正不断从拂面徐来的西风中，感受到阵阵凉意。有冲击，有伤痛，但也不乏营养滋润的机会。笔者曾借助医学思想史视角，系统阐述过学术观点[2]。诸如：致力于引进牛痘预防天花的华商采取了善行与科技并举的全新思维模式；年轻学子包括已经获取功名的新科精英，不仅擅长外语交流，而且热衷西医诊治；现代医学思维方式辐射到贸易窗口之外，南方各界人士在艺术、爱情和家庭婚姻等领域的行事方式，开始摆脱传统束缚；等等。

这一次，主要由外籍旅华人士构成的民间社团，在讲究体统的大清皇土出现，更是史无前例。富可敌国且重视西方新技术、新产品的华商头领伍秉鉴，亦成为在华医务传道会华裔委员。可见华洋融合参与管理并非始于近代租界，此前已在岭南相对宽松的气候环境中，在社会地位较高的精英阶层萌芽。

相对晚明时节开始，华夏精英与基督文明的首次相遇主要在书斋官府，探讨理论印制译介，始于广州十三行的医源性基督文化入华，由点及面产生蝴蝶效应，特别对缓解底层民众疾患痛苦带来的实惠，并非一句笼统的西方经济文化侵略可以全面完整盖棺定论。

我国医源性现代化启蒙与组织结构的重大调整，出现在19

到了19世纪中叶之后，麻醉、外科、消毒、微生物等医学新概念、新技术全面革新了早期西医思维，即使在华行医的传教医生内部，也开始出现反思的迹象。

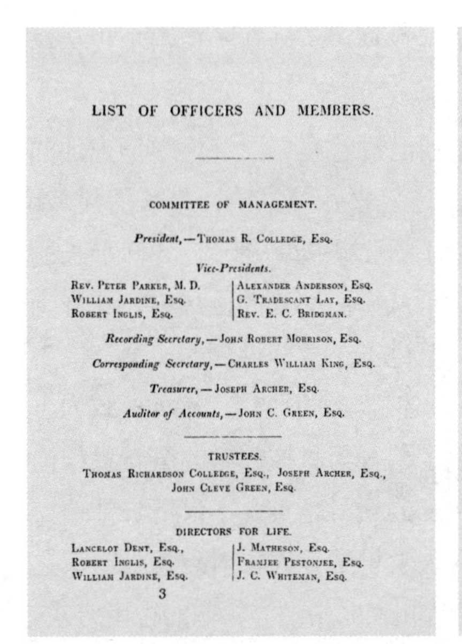

LIST OF OFFICERS AND MEMBERS.

COMMITTEE OF MANAGEMENT.

President,—Thomas R. Colledge, Esq.

Vice-Presidents.

Rev. Peter Parker, M. D.
William Jardine, Esq.
Robert Inglis, Esq.
Alexander Anderson, Esq.
G. Tradescant Lay, Esq.
Rev. E. C. Bridgman.

Recording Secretary,—John Robert Morrison, Esq.

Corresponding Secretary,—Charles William King, Esq.

Treasurer,—Joseph Archer, Esq.

Auditor of Accounts,—John C. Green, Esq.

TRUSTEES.

Thomas Richardson Colledge, Esq., Joseph Archer, Esq., John Cleve Green, Esq.

DIRECTORS FOR LIFE.

Lancelot Dent, Esq.,
Robert Inglis, Esq.
William Jardine, Esq.
J. Matheson, Esq.
Framjee Pestonjee, Esq.
J. C. Whiteman, Esq.

3

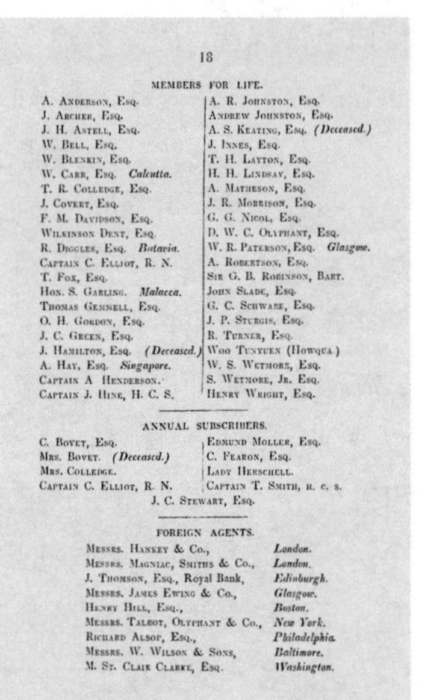

18

MEMBERS FOR LIFE.

A. Anderson, Esq.
J. Archer, Esq.
J. H. Astell, Esq.
W. Bell, Esq.
W. Blenkin, Esq.
W. Carr, Esq. *Calcutta.*
T. R. Colledge, Esq.
J. Covert, Esq.
F. M. Davidson, Esq.
Wilkinson Dent, Esq.
R. Diggles, Esq. *Batavia.*
Captain C. Elliot, R. N.
T. Fox, Esq.
Hon. S. Garling. *Malacca.*
Thomas Gemmell, Esq.
O. H. Gordon, Esq.
J. C. Green, Esq.
J. Hamilton, Esq. *(Deceased.)*
A. Hay, Esq. *Singapore.*
Captain A Henderson.
Captain J. Hine, H. C. S.
A. R. Johnston, Esq.
Andrew Johnston, Esq.
A. S. Keating, Esq. *(Deceased.)*
J. Innes, Esq.
T. H. Layton, Esq.
H. H. Lindsay, Esq.
A. Matheson, Esq.
J. R. Morrison, Esq.
G. G. Nicol, Esq.
D. W. C. Olyphant, Esq.
W. R. Paterson, Esq. *Glasgow.*
A. Robertson, Esq.
Sir G. B. Robinson, Bart.
John Slade, Esq.
G. C. Schwabe, Esq.
J. P. Sturgis, Esq.
R. Turner, Esq.
Woo Tunyuen (Howqua.)
W. S. Wetmore, Esq.
S. Wetmore, Jr. Esq.
Henry Wright, Esq.

ANNUAL SUBSCRIBERS.

C. Bovet, Esq.
Mrs. Bovet. *(Deceased.)*
Mrs. Colledge.
Captain C. Elliot, R. N.
Edmund Moller, Esq.
C. Fearon, Esq.
Lady Herschell.
Captain T. Smith, h. c. s.
J. C. Stewart, Esq.

FOREIGN AGENTS.

Messrs. Hankey & Co., *London.*
Messrs. Magniac, Smiths & Co., *London.*
J. Thomson, Esq., Royal Bank, *Edinburgh.*
Messrs. James Ewing & Co., *Glasgow.*
Henry Hill, Esq., *Boston.*
Messrs. Talbot, Olyphant & Co., *New York.*
Richard Alsop, Esq., *Philadelphia.*
Messrs. W. Wilson & Sons, *Baltimore.*
M. St. Clair Clarke, Esq. *Washington.*

首届“在华医务传道会”委员与员工名单

世纪后半叶。如果说，西学东渐之初现代医学被宗教所利用，为传统充任急先锋的话，到了19世纪中叶之后，麻醉、外科、消毒、微生物等医学新概念、新技术全面革新了早期西医思维，即使在华行医的传教医生内部，也开始出现反思的迹象③。

1886年，被我国医学史界长期称作“中国博医会”，简称“博医会”者创立④。该医学社团可谓西医东渐史上的拐点，以淡化存世半个世纪的“在华医务传道会”传教主旨为目的。

后世据其创会宣言，不难判断其中要点与1838年郭雷枢传教版本的区别。继而在武汉和重庆等内陆地区，也出现类似的医学团体，如华中医学会（Central China Medical Association）。相对而言，地方性组织去宗教色彩的行为更加果断。

博医会创会元老迫于时代环境，虽在官方名称中尚未强调改革关键，汉译时基本保留“在华医务传道会”的文字框架，用“中国行医传教会”以示区别。但事实上，旅华执业医生经历后续二十余年的努力，最终断然将医学与宗教的前世姻缘割裂。

应该提醒研究者的是，提前放弃沿用“中国行医传教会”的官方汉译，等于篡改西医东渐的史实。过去半个世纪，中国大陆地区一手的教会史料销声匿迹。与此同时，医学史研究者对百年前的经典英语缺乏达意领会，同时又缺乏具备扎实西方

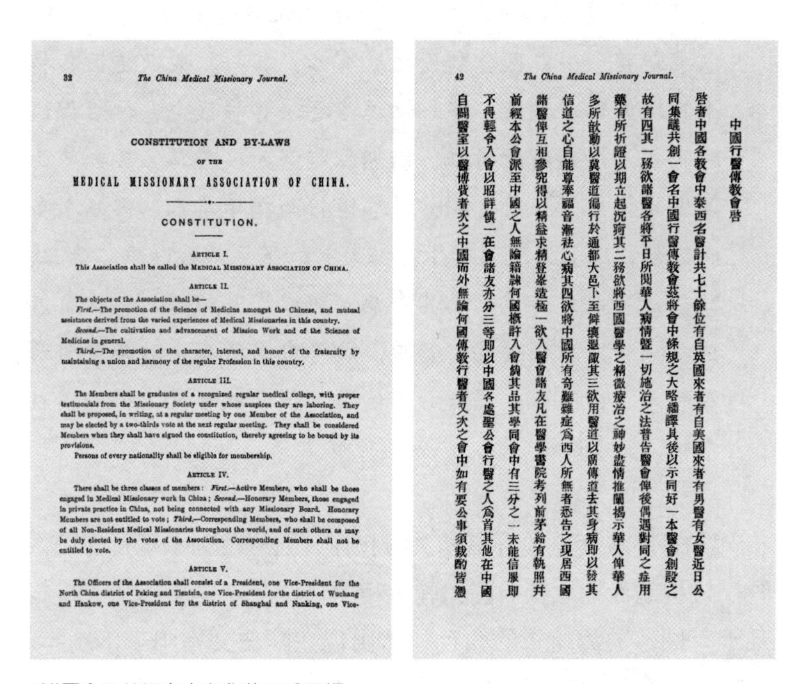

32 *The China Medical Missionary Journal.*

CONSTITUTION AND BY-LAWS

OF THE

MEDICAL MISSIONARY ASSOCIATION OF CHINA.

CONSTITUTION.

ARTICLE I.

This Association shall be called the MEDICAL MISSIONARY ASSOCIATION OF CHINA.

ARTICLE II.

The objects of the Association shall be—

First.—The promotion of the Science of Medicine amongst the Chinese, and mutual assistance derived from the varied experiences of Medical Missionaries in this country.

Second.—The cultivation and advancement of Mission Work and of the Science of Medicine in general.

Third.—The promotion of the character, interest, and honor of the fraternity by maintaining a union and harmony of the regular Profession in this country.

ARTICLE III.

The Members shall be graduates of a recognized regular medical college, with proper testimonials from the Missionary Society under whose auspices they are laboring. They shall be proposed, in writing, at a regular meeting by one Member of the Association, and may be elected by a two-thirds vote at the next regular meeting. They shall be considered Members when they shall have signed the constitution, thereby agreeing to be bound by its provisions.

Persons of every nationality shall be eligible for membership.

ARTICLE IV.

There shall be three classes of members: *First.*—Active Members, who shall be those engaged in Medical Missionary work in China; *Second.*—Honorary Members, those engaged in private practice in China, not being connected with any Missionary Board. Honorary Members are not entitled to vote; *Third.*—Corresponding Members, who shall be composed of all Non-Resident Medical Missionaries throughout the world, and of such others as may be duly elected by the votes of the Association. Corresponding Members shall not be entitled to vote.

ARTICLE V.

The Officers of the Association shall consist of a President, one Vice-President for the North China district of Peking and Tientsin, one Vice-President for the district of Wuchang and Hankow, one Vice-President for the district of Shanghai and Nanking, one Vice-

42 *The China Medical Missionary Journal.*

中國行醫傳教會啓

啓者中國各教會中泰西名醫計共七十餘位有自英國來者有自美國來者有男醫有女醫近日公同集議共創一會名中國行醫傳教會茲將會中條規之大略繙譯具後以示同好一本醫會創設之故有四其一務欲諸醫各將平日所閱華人病情暨一切施治之法普告醫會俾後偶遇對同之症用藥有所折證以期立起沉痾其二務欲將西國醫學之精微療治之神妙盡情推闡揭示華人俾華人多所歆動以冀醫道徧行於通都大邑下至僻壤遐陬其三欲用醫道以廣傳道去其身病即以發其信道之心自能尊奉福音漸祛心病其四欲將中國所有奇難雜症爲西人所無者悉告之現居西國諸醫俾互相參究得以精益求精登峯造極一欲入醫會諸友凡在醫學書院考列前茅給有執照幷前經本公會派至中國之人無論籍隸何國槪許入會倘其品其學同會中有三分之一未能信服即不得輕令入會以昭詳愼一在會諸友亦分三等即以中國各處墾公會行醫之人爲首其他在中國自闢醫室以醫博貲者次之中國而外無論何國傳教行醫者又次之會中如有要公事須裁酌皆憑

“博医会”英语官方名称的正式汉译

医学积累者的积极参与，故而以讹传讹，误会不少。

1887 年 3 月，在该会主办的医学杂志创刊号上，上海同仁医院及其医学班鼻祖文恒理医学博士（Henry William Boone, MD），撰文报告博医会的缘起、主旨与未来目标。19 世纪后叶，中国的职业传教西医有近百位，创建博医会不仅满足参与世界医学大会的团体制要求，更意在改变世界医学共同体对旅华传教医生的职业印象，以便融入现代医学理念倡导的人文新趋势。

> 美国京都定于本年（按：指 1886 年）西历 8 月，大集天下群医博论医理。本医会应派三人亲诣美京与为考证，以求新益……本医会创设之故有四：其一，务欲诸医各将平日所阅华人病情，即一切施治之法普告医会，俾后偶遇对同之症用药有所折证，以期立起沉疴。其二，务欲将西国医学之精微疗治之神妙，尽情推阐揭示华人，俾华人多所歆动，以冀医道遍行于通都大邑，下至僻壤遐陬。其三，欲用医道以广传道，去其身病，即以发其信道之心，自能遵奉福音，渐祛心病。其四，欲将中国所有奇难杂症为西人所无者，奚告之现居西国诸医，俾互相参究，得以精益求精，登峰造极。

早在 1835 年，关乔昌和关涛叔侄，已经成为十三行博济系医疗机构的专业人员。嘉约翰主持博济医院、学堂和慈善机构几十年间，关涛持重的角色经常出现在院史文本中。1857 年，被誉为白令海峡以东最佳西医的黄宽医学博士，从爱丁堡学成

> 1915年在上海筹备成立中华医学会，本土西医有实力，有需求，开始主动把握学术话语。

归来。1885年，金韵梅在纽约女子医学院成为中国首个获得医学博士学位的女子。中国第一代现代医生，开始在中外医学交流史上崭露头角。

19—20世纪之交，何启、许金訇、伍连德、石美玉、刘瑞恒、康爱德、林可胜、颜福庆等海归医学博士陆续回国执业。但博医会入会标准极高，相当长的时间里，几乎没有华裔医学工作者出现在会员名单中，即使在博医会杂志所刊文章中已经开始出现海归临床医生、麻醉师、医学院教师等专业技术人员的名字。直到1904年在沪成立的万国红十字会，创始人沈敦和招募了不少本地医学精英，甚至合办了上海哈佛医学院[⑤]。

为此，伍连德、颜福庆、刁信德、俞凤宾、许世芳、古恩康、丁福保、陈天宠、高恩养、肖智吉、唐乃安、康成、成颂文、李永和、刘湛燊、梁重良、钟拱辰、黄琼仙、石美玉、陶漱石、曹丽云等21位医生于1915年在上海筹备成立中华医学会，本土西医有实力，有需求，开始主动把握学术话语[⑥]。20世纪30年代起，中华医学会与博医会合并活动，并逐步打破了学术隔阂和藩篱。

此后一个世纪，以丁福保、陈存仁为首的传统中医师，为了抗议国民政府取消中医的行政措施，组成民间中医团体，以维护自身行将受损的行医权利。1927年，以本土学术精英为主，成立了首个国立上海医学院。到了21世纪，中华医师协会、海外华裔医生协会以及全球华人医师协会等社会团体先后成立。中国现代医学技术、医疗理念与医者权益，正在新世纪中不断重组合作，为维护社会健康充分展示自身实力。

注释：

① 参阅 Relative to Hospital in China. Boston: I. R. Butts, Printer, School Street, 1841。

② 方益昉:《广东十三行的西学迹象：西医往来才俊出》,《文汇报·文汇学人周刊》2017 年 3 月 3 日；方益昉《眼科·盲校·西医东渐》,《文汇报·文汇学人周刊》2018 年 3 月 16 日。

③ 方益昉:《西医东渐的一个拐点》,《文汇报·文汇学人》2019 年 12 月 6 日。

④ 李经纬主编:《教会医学团体建立与西医药刊物》，载《中外医学交流史》，湖南教育出版社 1998 年版。

⑤ 方益昉:《梁启超医案和我国首位哈佛医学博士》,《文汇报·文汇学人》2019 年 8 月 2 日。

⑥ 张圣芬、陈永生:《中华医学会 21 位创建人》,《中华医史杂志》2015 年第 1 期。

下编　近代西医入华的社会土壤

西医入华与商界推动

现代医学充任宗教侍女，有规划、有规模地登陆华夏，已成为学界主流共识。1835年，派克，清代通事旧译“伯驾医生”，入驻广州十三行猪巷3号，即新豆栏街7号丰泰行行医，常被视作传教士医生入华执业的源头[①]。

19世纪40年代鸦片战争后，各色外籍人等不得擅自离开十三行“自贸区”地界的老规矩被废，西方医学在华传播的社会条件空前松动。传教士医生洛柯哈特不仅立即开设了浙江舟山医院，进而在上海也开设了第一家西式医院，即仁济医院前身[②]。

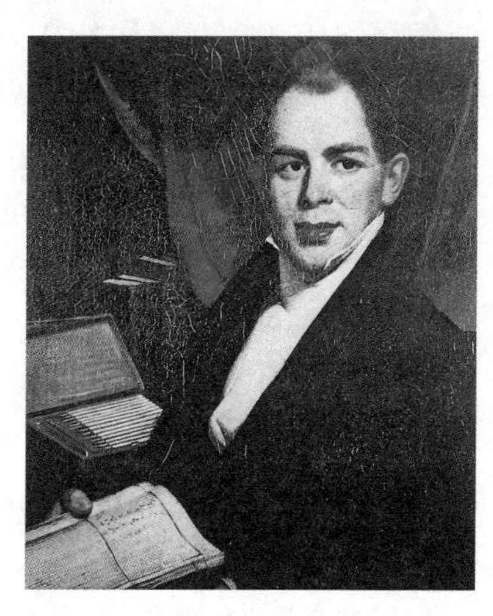

伯驾（1804—1888）（关乔昌画，1835年）

与此同时，医学知识传播方兴未艾。晚清时期出版的主要医学图书有：合信（B. Hobson，1816—1873）的

《全体新论》(1851),德贞(J. Dudgeon,1837—1901)的《西医举隅》(1875)和《全体通考》(1886)、傅兰雅(J. Fryer,1839—1928)的《全体须知》(1894)等[③]。

至19世纪末,入华西医终于以一个“陪嫁丫鬟”的身份登堂入室,获得了医学专业化、医院建制化的世俗名分和社会地位。但是,有关19世纪开局前几十年,十三行等中外行商协助西医登陆,既服务常驻外商,又传播医术理念,以及协助拓展行医空间的商界行动,至今仍未获重视。

一、早期传教士玩票医学与公关皇室

17世纪末,西方传教士看准了康熙大帝热衷数学、物理等西学,又获准能够出入紫禁城,张诚(J. F. Gerbillon,1654—1707)、徐日升(T. Pereira,1645—1708)、洪若翰(J. de Fontaney,1643—1710)、刘应(C. de Visdelou,1656—1737)、罗德先(B. Rhodes,1646—1715)、罗怀忠(J. J. de Costa,1679—1747)、樊继训(P. Frapperie,1664—1703)等,先后设法通过医术炫技讨好皇上,以便获赏更优惠的传教许可。金鸡纳树皮缓解康熙疟疾症状的著名故事,即为流传已久的宫内医事之一[④]。

其实,明代万历年间首批入华传教的利玛窦(M. Ricci,1552—1610)已经意识到,把握人体生理、解剖等医学常识,可以当作传播上帝福音、拯救混沌灵魂的敲门利器。为此,他特地撰写有关大脑神经的专著《西国记法》,稍后刻印的还有汤若望(J. A. S. von Bell,1591—1666)的《主制群征》、邓玉函(J. Schreck,1576—1630)的《泰西人身说概》和《泰西人身图说》,这些都是当年介绍西方医学知识的汉语出版物[⑤]。1569年,

相对而言，上述明末清初传教士带来的“人身说概”等先进的解剖生理知识，还算不上临床意义上的西医东渐。

天主教会在澳门“出租”葡萄牙前夕设置西式医院，以后没有迈过大清地界半步。

1690年，传教士白晋（J. Bouvet，1656—1730）和巴多明（P. D. Pareniu，1665—1741）为康熙讲解人体解剖，其讲义包括韦尔内（G. J. Duverney，1648—1730）的《耳部解剖生理》（*Otology*）（1683），托马斯·巴托林（T. Bartholin，1616—1680）与卡斯巴·巴托林（C. Bartholin，1655—1738）合著的《新的普遍观察》（*De Unicorn Observarions Novae*）（1678）等。康熙听到兴头上，传旨整理缮写讲义及插图，比如满文的《钦定格体全录》共计9卷，内容涉及解剖、循环、化学、毒物和药物。巴多明将手稿定名《按血液循环理论及戴尼斯发现而编成的人体解剖学》（*L. anat omie de I. homme suivant la circularion du sang, et lesnouvelles decouvertes par Dinis*），寄往法国科学院。同时，北京文渊阁和畅春园、承德避暑山庄，分别藏有抄本，却从未刊印面世，“此书乃特异之书，故不可与普通文籍等量观之，亦不可任一般不学无术之辈滥读此书”[6]，白白耽误本土学者二百年，使其无缘接触西方医学新成果。

相对而言，上述明末清初传教士带来的“人身说概”等先进的解剖生理知识，还算不上临床意义上的西医东渐。发生在康熙身边的医学诊治，流传范围局限在皇宫、皇族生活圈，也算不上西医临床技术的社会传播与实践应用，最多算是传教士的公关活动罢了。先进技术在爱好新奇的康熙眼中，不过是闲来打发时间的消遣玩物，泱泱皇土无须师夷之长，顺应时代潮流。反之，教会稍有怠慢，则龙颜大怒。康熙晚年禁教，及至雍正二年（1724），礼部正式发布禁令。

直到 19 世纪上半叶，现代临床医学方才作为外籍商贸人士暂居广州的生活必需要素，逐步获得默许，登陆十三行区域。以郭雷枢（T. R. Colledge，1796—1879）为代表的临床医生，敏锐地发现其中的传教机会，建议教会遣派医学传教士，“代替他们所进行的系统的正规教学和传道的应当是让他们治疗病人，满足病人需要，并在他们的医疗实践中渗入宗教、哲学、医学、化学等”[⑦]。由此看来，代表西方先进技术之一的医学诊疗技术进入中国，要比晚清洋务运动开始后引进的各类“奇技淫巧”，足足早了半个多世纪。

二、远洋商船架起登陆跳板与西医入华执业

早在伯驾入驻前，起码有四位西方船医登陆，留下了临床执业的痕迹。他们是：曾任 Arniston 号商船外科医生的皮尔森（A. Pearson，1802 年来华）；先后担任过 Lord Thurber 号、Cirencester 号和 Coutts 号商船外科医生的利文斯通（J. Livingstone，1808 年来华）；做过五年商船外科医生的郭雷枢和 Caledonia 号商船外科医生布拉德福特（J. H. Bradford）。后两人来华时间稍迟，分别为 1826 年和 1828 年。

随商船路经中国的西医，理论上可以追溯到更早的明末清初。广州十三行初具雏形时，西方人所驾商船已经抵达珠江。但是，早期的南洋、西洋船东，是否已经具备医学共识，主动为货轮配置船医，确保人船安全，尚成疑问。至少，1669 年 11 月 30 日，白晋神父在书信中谈到，他所搭乘的“昂菲特利特号”商船，历时半年，自法国赴华，抵达广州后，船上患者不得不先上岸接受治疗。这一细节暗示，当时尚无有效的长途远

至迟19世纪伊始，国际贸易为华夏大地意外架起西医入华的跳板。也就是说，首批在华从事西医开拓性工作的医生，并不能全部算在传教士医生的份上。

洋船医制度，或者商船上的医疗条件和技术水准还不如岸上的大清中医⑦。

路经大清的西医痕迹，最早的遗物可追溯到1752年，荷兰籍“赫尔德马尔森号”（Geldrmalsen）商船不幸沉没于距印度尼西亚12海里处的南海海域。在20世纪80年代的深海考古中，刻有外科医生贝尔肯豪沃（F. Berkenhonwar）姓名缩写的西医诊所遗物出水，同时被打捞的还有大量来往大清的货物贸易清单。显然，贝尔肯豪沃医生活跃在中外贸易航程中，但他是否曾在华行医，目前无从考证⑧。

这样看来，至迟19世纪伊始，国际贸易为华夏大地意外架起西医入华的跳板。也就是说，首批在华从事西医开拓性工作的医生，并不能全部算在传教士医生的份上。以1800年后入华的四位随船医生为例，他们不仅服务船上人员，也服务暂居中国沿海地区的外籍人士，以及慕名前来的本地病患。四位西医先驱在华分别执业4至15年不等。

需要强调的是，与境外澳门1569年由教会设立的西式医院不同，首批境内来华医生是作为船东雇员，即东印度公司专业人员，而非欧美教会派出的传教医生。营养卫生学和传染病学的大量史料表明，为远洋商船安排职业医生，不是虚应阵势，而是关乎人命与船货安全的头等大事。维生素C的发现，就是来源于远洋航程中营养单调不平衡。在活动空间有限、人员集中的漫长旅途中，职业航海人认识到营养单一造成的微量元素缺乏，会直接导致人体免疫力下降，后果则是传染病极易传播。

因此，驻船医生在漫漫旅程中，担负着疾病的早期发现、病人及时隔离的生命守望角色。即使抵达贸易港口，船医工作还在不断延伸。由于随船人员与岸上人群密切接触，往往带来呼吸道疾病、性传播疾病的集中暴发，其危害性与突发性，甚至比在漫漫旅途中更让人猝不及防。著名的《库克船长日记》描写的就是欧洲船员感染性器官传染病杨梅疮的故事。时间积累经验，后来的海关港口检验检疫制度，也逐步落实到船医工作职责中。我国第一代著名西医黄宽、何启，都担任过海关的检疫官⑨。

三、首富与小老板力推西医执业

农家出身的伯驾，求学期间就表现出不安分的投机特征。1830 年，他凭借艾姆赫斯特学院（Amherst College）所修学分，转入耶鲁大学，一年后拿到学士学位。然后在耶鲁医学院深造，同时又热衷于宗教传播，1834 年获得医学博士学位以后，还未来得及在美行医，操练临床医学技术，两个月后却在费城获得牧师头衔，成为传教士医生，匆匆加入远东传教计划，借道宗教，走上通往社会主流的捷径。

按照传记作家古力克（E. V. Gulick）的描述，初到十三行地区的伯驾，传教业绩不佳。从 1834 年 10 月 26 日启程来到广州，至 1835 年 11 月 4 日眼科开业，首例病人入诊期间，伯驾被水土不服所困，又穷又累，病痛交集，殊不知好运正悄然降临。在 400 米长、50 米宽、商人云集的十三行狭小空间，年轻的伯驾医生，引起已有 30 年西医投资经验的十三行商业首领注意，其中包括时为内地首富的伍秉鉴（Howqua，Wu Ping-chien，1769—1843，又名伍敦元，Woo Tunyuen）家族，当然，外商里少不了美国行商奥里芬（Olyphant）的赞助。为帮助这个落魄的年轻人专心行医，伯驾被安排住进年租 1 200 至 3 000 美元的美国行商栈楼上。出门拐个弯，步行几十米就是诊所，这个热闹区域的房产归伍老板所有，年租 500 美元也被商业大亨免去了。

1835 年 11 月 4 日开张的新豆栏“眼科医局”（又称新豆栏医局），设有接待室、诊断室、配药室、手术室、观察室，能同时容纳 200 人候诊。这样的诊治规模，气势上不仅比其前辈郭雷枢医生的庞大，即使比较同时期的海外诊所，也堪称规模宏大。医学博士伯驾的背后，毕竟站着当年世界首富与商贸帝国，连老资格的布拉德福特医生，也不时前来合作，共创盛举。

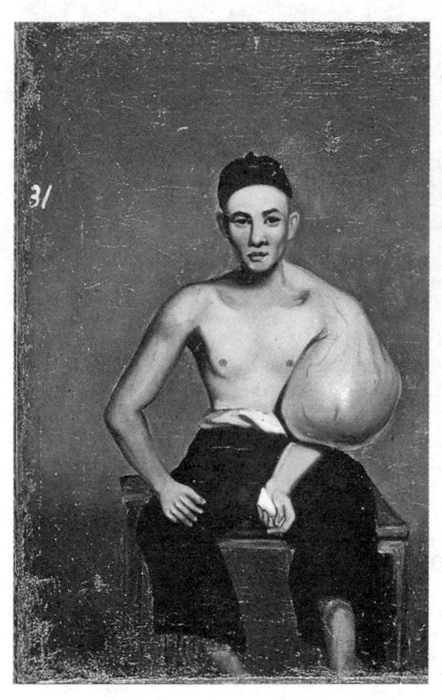

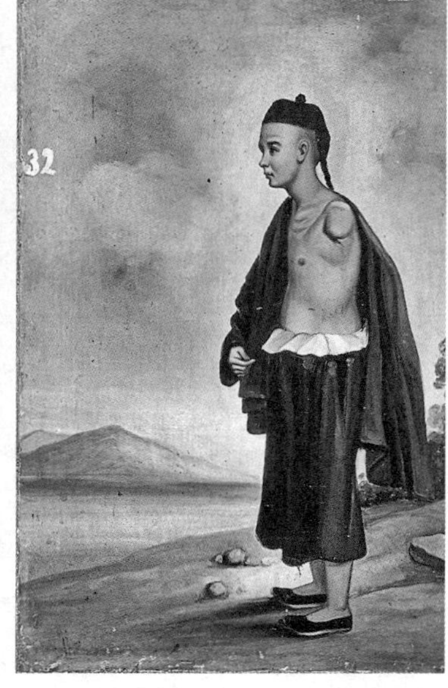

伯驾医生医治过的病例画像（关乔昌画）

在伯驾病案中，不得不提及编号 6565 的林则徐。自 1839 年林则徐亲临羊城监督夷务起，通过伯驾医治，缓解了困扰其多年的疝气顽症。重要的是，有别华夏岐黄术的西方医者，从此深得林钦差赏识。西医东渐的萌芽有幸躲过十三行整顿运动，没有与鸦片等舶来品一起，被良莠不分地贸然掐断，这与林大人的疝气有些瓜葛。

伯驾行医十三行，不仅获得巨贾赞助，也吸引有一技之长的小商人直接加盟。同文街 16 号是油画师关乔昌开设的画室。林官在澳门师从英国著名画家欣纳利，深得油画真传，以承接外商瓷器定制业务为主。

在没有照相机等仪器设备的手工时代，伯驾出人意料地聘请这位懂得西方解剖和透视原理的画家，一起记录了上千个图文配套的临床手术写实案例。这支史上最早的中外合作医学研究团队，对广州地区的罕见病，以及因为缺乏西医外科救治、久病耽搁成重症的病例，如晚期乳腺癌、肉瘤和淋巴瘤的研究记录，影响至今。伯驾研究团队积累的原始资料，不仅是未来的医学教学案例，也用作向欧美慈善机构募集资金，扩大传教与医疗规模的实物凭证。

这批艺术与医学交叉的史料，不仅证实了国人参与肿瘤研究，还另有社会价值，即南方油画前辈在把握人体解剖上，胜过中原医家。独特的一手图文资料，符合现代医学共同体的认知规则，至今仍具参考价值。而同时代的华夏中医，虽然不乏王清任等关注人体解剖的有心人，但他们孤军摸索，虽有改良传统中医的勇气，但实际解剖学成果有限。史学爱好者不妨前往耶鲁大学翻阅图书馆收藏的道光以后来自华洋精英合作的医

过分强调西医入华的传教成分，或者过分渲染入华西医的天使特征，事实上掩盖了医学入华本身的市场特征和商业推动。

学成果。

生意兴旺，忙煞想干事、能干事、干成事的伯驾医生。他开始师徒式传授医技，最高纪录是同时指导五位习医者，从英语教学到临床操作，加以规范培养。伯驾最著名的学徒要算关韬，又称关亚杜，是其研究助理关乔昌画师的侄子。在商二代普遍追求功名、光耀门第的年代，这个十三行中小商家的后人，却毅然放弃科举拜师西学，成为博济医局顶梁柱。关大夫后来从军，称其为中国军医第一人，也不算夸张。

1842 年后，五口通商为西医进入中国腹地提供了新机遇。至此，中国本土商家与入华西医的第一代联手模式，终于落幕。传统文化与先进技术的融合，在西医东渐的萌芽时期，已获初步成就，此后有助于西医惠及更多民众。

过分强调西医入华的传教成分，或者过分渲染入华西医的天使特征，事实上掩盖了医学入华本身的市场特征和商业推动。直面西医入华的商业元素，对于反思当下的医学伦理、医改思路和医患困境，也有益无害。

注释：

① Edward V. Gulick. Peter Parker and the Opening of China. Cambridge: Harvard University Press, 1973.

② 方益昉:《为何中国最早的西医医院都从治疗眼病开始》，上观新闻，2017 年 4 月 3 日，http://www.shobserver.com/news/detail?id=49160。

③ 袁媛:《近代生理学在中国(1851—1926)》,上海人民出版社 2010 年版。

④ 方益昉:《晚清痘师局:商业路径与职业操守》,知识分子,2016 年 6 月 27 日,http://mp.weixin.qq.com/s?__biz=MzIy.NDA2NTI4Mg==&mid=2655408047&idx=2&sn=b332c99076112e8426bd86d2031930be&scene=5&srcid=0628LrJZ3xPimelQSFFK6djq#rd。

⑤ 史景迁著,陈恒、梅义征译:《利玛窦的记忆之宫:当西方遇到东方》,上海远东出版社 2005 年版。

⑥ 马伯英等:《中外医学文化交流史》,文汇出版社 1993 年版。

⑦ 杜赫德编,郑德弟、吕一民、沈坚译:《耶稣会士中国书简集:中国回忆录(第一卷)》,大象出版社 2001 年版。

⑧ 黄时鉴主编:《东西交流论谭》,上海文艺出版社 1998 年版。

⑨ C. A. Gordon. An Epitome of the Reports of the Medical Officers to the Chinese Imperial Maritime Customs Service (1871–1882). London: Bailliere, Tindall and Cox, 1884.

金韵梅：首位华夏女医学博士

将“雅妹豆腐”或者“豆腐西施”等雅号，加之于晚清首位旅美女博士、女西医身上，似乎大不敬。近年来，包括笔者在内的许多学者，注重发掘金韵梅（英文名 Yunmei Jin，Yamei Kin，May King Kin，Y. Kin Eca da Silva，1864—1934，曾汉译为雅梅、雅妹、阿美）的医学贡献。研究者从不同视角为其冠名，加上了诸如中国第一位女留学生、第一位女大学生、第一位女医学博士、第一位女西医、第一位医院女院长、第一所官办女医学堂校长等头衔。

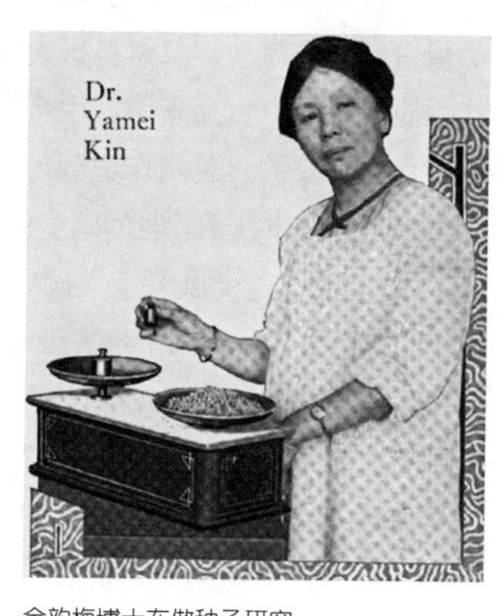

金韵梅博士在做种子研究

由于汉语史料有限，有关金韵梅的医史文章中，本该最亮眼的头衔，即中国第一位旅美博士后，及其工作，至今极少有人提及。从

1904 年 4 月 10 日起，金韵梅向纽约媒体公开推荐中国酱油和豆腐等豆类制品，呼吁增加人体蛋白质摄入来源。

1917 年，金韵梅提议的中国豆类相关食品微生物研究，正式在美国农业部（USDA）食品研究中心立项。历经生活磨难的金韵梅，一生都在临床医疗服务之外，追求开辟第二个专业领域，为人类的健康强壮贡献智慧，通过实验研究和四处演讲，传播她的科研成果与思想理念。

在生命科研规范尚未建立的一百多年前，金韵梅的研究提议获得美国政府支持，可视为早期的博士后项目。在她半生海鸥式旅美生涯中，除了到各地巡回演讲，她最投入的工作，就是立志打造中国“芝士（cheese）”的名声，设法将中国传统的豆浆、豆芽、豆腐，腐乳、臭豆腐等豆类制品，突破东西方文化障碍，让美国主流社会接受。

20 世纪初，农业生产的限制和人口增长的矛盾，尤其是肉类蛋白食品的短缺，急需科研人员积极寻找适合人类消化吸收的优质替代蛋白食品来源。由金韵梅提出的食品开发项目，前续淮南王刘安的豆腐制作记载与工艺，后接现代营养学与微生物学等先进科研技术，时间跨度前后竟隔两千余年。

那个阶段，金韵梅接受美国农业部的委托，详细借鉴中国农业经验，回国期间致力于收集研究大豆食物资源，所到之处远达西藏，接近 20 世纪初女性博物探险的极限。在美国农业部的研究档案和外来种子库，编号 45221—45470 的大豆标准样品的收集者，就是金韵梅。也就是说，中国的广阔土地作为该研究的现场样本资源，美国实验室是落实豆制品技术提升的关键，两者共同为解决人口大国的食品与营养困境，提供信息与方案。

金韵梅博士与我国诺奖女科学家屠呦呦先生的学术思想与技术路径，有着异曲同工之妙。

金韵梅接受《纽约时报》（*New York Times*）记者采访时表示，北美的谷类和蔬果，都可以在中国找到，中国北部种植大麦、小麦、荞麦和玉米。美国不同海拔地区的各种土壤与气候类型，都可以在中国发现，即从低于海平面的高热湿地，到超出雪线的永久性冰冻区，多样化的气候下，满足人类生存所需的食材均种植生产。中国农民对土地精耕细作，“无论贫瘠荒地，还是肥沃良田，一律精心照料和巧妙耕种，每年定期种植 3—4 种作物”。

很难设想，一位前半生基本在海外成长的医学博士，对农业与气候知识也如此专业。也就是说，基于百年前一位中国女性学者的创新思路，美国联邦政府农业部所属的食品研究中心，试图通过拓展人类蛋白质摄入来源，促进健康。

从民间产品技术借取学术样本，即从地方性知识出发，弘扬华夏传统经验与技术，推动大豆蛋白的专利升级与市场转化。这种向古人取经的做法，即使过了一个世纪也毫不逊色。金韵梅博士与我国诺奖女科学家屠呦呦先生的学术思想与技术路径，有着异曲同工之妙。

1885 年 5 月，金韵梅以第一名的成绩，成为纽约医院女子医学院第 17 届毕业生，同届 11 名毕业生，金韵梅是唯一的外籍留学生。在海德克（Robert Haydock）院长的主持下，毕业生集体接受毕业证书，完成医师执业宣誓，正式获得医学博士学位。由于金韵梅的华人身份，大清帝国驻美公使馆也派出官员出席当天的毕业典礼，为历史作见证。

此后几年，金韵梅在费城、华盛顿和纽约继续研究生阶段的深造，并在纽约和佛蒙特的医院接受过几个月的住院医生培训。在导师罗伯特·阿布（Robert Abbe）和维斯特·罗斯福（J.

> 作为华夏西医的代表人物，有资格在美国发表学术论文，获得学术界认可的医学专家，竟是一位年轻女性。

West Roosevelt）指导下，1888 年正式获得第二个博士头衔。

参照当下的理解，金韵梅是从曼哈顿二大道和第八街的女子医学院，获得双博士学位的早期女性学者。她的研究论文《病理样本的显微成像》发表在 1887 年的纽约医学学报上，作为名副其实的医学专家，这一年她刚刚 23 岁。

同时期的中国，有名可籍的华人西医屈指可数。爱丁堡大学医学博士黄宽大夫和博济系华人首席医生，即伯驾的大徒弟关韬大夫，均已去世；何启是医学和法学双料博士，在丧妻之痛中筹建运营香港爱丽丝纪念医院；孙逸仙尚在博济医学堂和香港西医大学堂读书，课后在爱丽丝纪念医院临床见习。

此刻，作为华夏西医的代表人物，有资格在美国发表学术论文，获得学术界认可的医学专家，竟是一位年轻女性。这是洋务运动中，对两千多年儒家学说维护的封建意识的又一巨大冲击，接受了西学熏陶的华夏女性，一样可顶半边天。

等不及第二个博士头衔戴顶，从 1887 年起，金韵梅受聘出任传教医生，开始在中国厦门和日本神户两地，反复来往担任教会里的医生职责。她既从事外科、妇产科和传染病相关科目，也培训当地医务人员，热心医疗技术和健康知识传播。她还在神户设立自己的临床诊所独立行医，累计工作五年。即使患病疗养、陪伴父母、恋爱结婚等人生俗务常常打断她在厦门的医疗事业，但她从未忘记自己的中国血脉和职业担当。

1895 年，金韵梅抵达夏威夷准备分娩。毕业后从未正式在美国行医执业的医学博士金韵梅，利用首次返美机会，向卫生当局申请行医执照，其文字材料包括自述信、美国医学院毕业证书和传教士法兰克·达莫（Frank W. Damon）的推荐信。

金韵梅在致卫生当局斯密斯（W. O. Smith）律师的申请信中，改姓夫姓，自称 Y. Kin Eca da Silva。达莫牧师的推荐则不仅提及了她令人尊敬的养父母麦嘉缔博士（Dr. Divie B. McCartee and Mrs. McCartee），更强调这位中国女性已经融入盎格鲁–撒克逊文化，与受过教育的美国妇女同样文明，其高超医术值得当地民众享用。但最终，执照申请以杳无音信的结局告终。

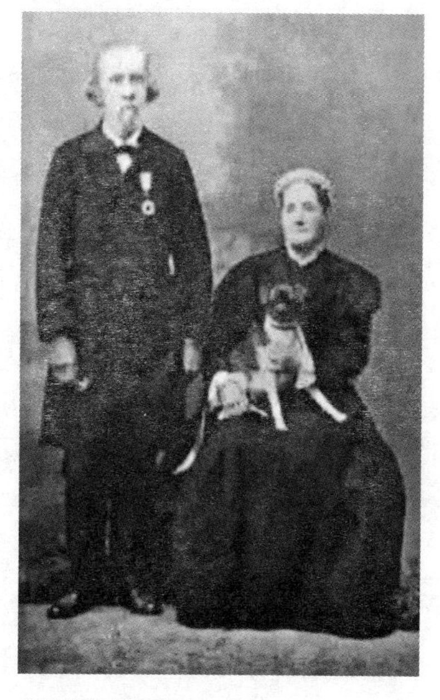

金韵梅的养父母

至此，金韵梅的医学生涯出现转折！当下汉语史料在此空缺，除了反复关注其后半生在天津北洋女医学堂、北京协和医院的片段外，未有新的记载。事实上，金韵梅博士几乎半生浪迹海外，除了在美国东西两岸陪伴养父母、养育儿子、离婚丧子的生活经历，大部分时间在美国从事与临床执业无关的科研和演讲，将其作为主要工作。

金韵梅先后抵达美国七次，在蒸汽轮船作为航海交通工具的当年，单程横渡波涛汹涌的太平洋，需要两到三周，劳顿而且危险。金韵梅 19 世纪 80 年代第一次赴美留学七年，相隔七年以后，她第二次长驻美国的经历从加州开始，1895—1902 年期间抚育儿子，又是一个七年。

由于申请临床行医执照不顺，1896 年 10 月 18 日，这位无缘在美继续行医的美国医学博士，在加州橘子县开始了人生的第一次公开演讲。《洛杉矶时报》（*Los Angeles Times*）刊登了她的演讲广告，并注明演讲者身份是医学传教士，演讲地点是教堂，主要内容显然不是医学技术，最多包含医学对宗教传播的陪衬角色。

1903—1905 年旅美期间，金韵梅的公开演讲越来越多，巡回演讲地点包括纽约、华盛顿、波士顿、芝加哥、圣路易斯、旧金山和洛杉矶等大城市的学校、妇女俱乐部和教会，内容涵盖科学技术、人生感悟、世界历史、东方文化。美国主流媒体对这位中国女性跟踪报道，从好奇她流利的英语、优雅的服饰，逐步聚焦到她的女性主义观点、对中国传统文化的介绍以及对东西方文化的比较，其中包含豆制品等中国食品，对支撑古老农业大国人口健康需求的重要意义。

比如，1903 年 3 月 7 日的《洛杉矶时报》称：昨晚最值得一提的事件，是金韵梅博士在洛杉矶医学协会，介绍自己在中国的行医经历。她英语流利，富态美丽，幽默轻松，每次抬头微笑，都会带来一阵欢乐。金博士谈到为总督太太治病的故事，事后袁世凯用自己的总督大轿送她回家，一路上命令下属官员随行，“他像送一个男人一样，送我回家”。寥寥几句细节，呈现历史正在慢慢转变的时代特征。

1904 年 9 月 26 日，《波士顿全球报》（*Boston Globe*）预告，金韵梅即将在波士顿国际和平论坛发言。一定程度上，金韵梅虽然脱离了美国医疗界，但她的社会影响力大大超出一个医学博士的日常工作。此时，历史不可阻挡地向前发展，新一代华人女性医学博士已经逐步出现。

许金訇 1894 年从费城女子医学院毕业，正在福州行医；石美玉1896年毕业于密西根大学，长期在九江医院执业。1916年，她在洛克菲勒中国基金的赞助下，又在约翰·霍普金斯大学继续深造，获得博士学位；她的大学同班同学康成（英文名Ida kahn，音译爱德）回国后，在南昌行医；费城女子医学院1906级中，还有更年轻的上海籍女生曹丽云。她们都成了中华医学会的创始人。

应该说，金韵梅最风光的日子，出现在1905—1911年间。她回国后先在成都短期行医，此后创建北洋官办女医院（局）附设北洋（长芦）女医学堂，出任堂长兼总教习。袁世凯令天津海关拨银2万两，由盐运使张镇芳（袁世凯的亲戚，张伯驹之父）督办。天津办学期间充实富有的生活，也慢慢帮她摆脱了离婚的阴影。

1911年1月，金总教习携护校得意门生白秀兰赴美，将这位满族姑娘送入著名的约翰·霍普金斯大学深造。年近半百的金韵梅，更看重北洋女医学堂西学渊源与未来发展，妇幼保健和临床护理事业需要后继有人。总督袁世凯的总教习人选，挑得靠谱。

从1909年庚款留学开始，旅美中国留学生人数激增。作为前辈，金韵梅一有机会，就积极与旅美留学生沟通，做专题演讲。据1906年创办的《中国留学生》月刊记载，金韵梅首次为旅美留学生做的讲座，是在1911年2、3月间，最后一次则是1920年在哥伦比亚大学为中国留学生演讲。这一时期，正是金韵梅热衷研究豆制品发酵的日子。她住在曼哈顿11街的公寓里，美国农业部的实验室就位于华盛顿街641号顶层，两地奔波乐此不疲。

可以设想，作为旅美留学生首领之一的胡适，此时一定注意到了金韵梅的演讲，及其所热衷的农产品和食品提升技术。

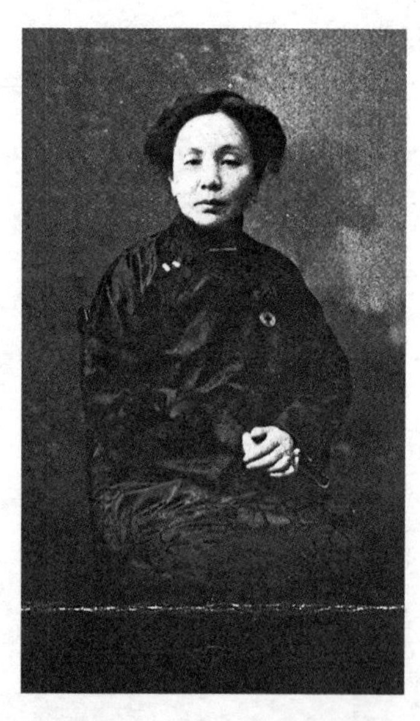
金韵梅

10年前，投考康奈尔大学农学系的胡适，最终以勉强考分入学，却看不上农学院的学业课程与未来事业，结果落荒而逃。

胡适的《四十自述》与唐德刚翻译、注释的《胡适口述自传》，相互印证出胡适对农学院的科学理论和基础训练毫无兴趣，“我的选择是根据了当时中国盛行的，所谓中国学生须学点有用的技艺，文学、哲学是没有什么实用的这个信念。但是也有一个经济的动机。农科学院当时不收学费，我心想或许还能够把每月的月费省下一部来汇给我的母亲”。

胡适最终放弃学农的直接原因是，他再也无法忍受《果树学》为几百个苹果分类、统计的枯燥课业。有志科学的学子，从分类、统计入手，从而推理、分析原因，会体验其中奇妙无穷的科学研究路径。但青年胡适则受够了周而复始的数字工作，余生奉献农事，与来自殷实人家大少爷的身份太不般配了，“农场上的经验我一点都不曾有过，并且我的心也不在农业上”。

学问家中，最怕的就是动嘴的太多，动手的太少。金韵梅给如何做个好博士带来启示，既要善于动脑、动嘴，又要积极动手、动脚。虽然身处逆境，也要设法找到下一个学术项目切入点，并且孜孜不倦追求之。在这一点上，金韵梅博士带了个好头！

孙逸仙：从医从政皆先驱

1886年，刘谦一与孙逸仙就读于广州博济医院附属的博济医学堂（又称南华医学堂或博济书院）。据刘先生晚年口述，正是孙逸仙主张学堂解禁旧框框，男同学们才获准到妇产科见习。

是年，孙逸仙刚满20岁，香港中央书院尚未正式毕业。但他交际手段灵活，通过自己的美籍受洗牧师喜嘉里（Rev. Charles R. Hager）担保，转学在华行医50年的老牌医院，专攻西医。在此之前，孙逸仙长期在海外独立生活，接受西式教育，他的思维和行事方式与内地同学很不一样，具有当今教育界一再强调的人格素养与创新思维。

博济医院是中国近代最早的西医院，由耶鲁大学医学博士皮特·派克，即清代通事旧译的伯驾医生所创立。1835年，他在广州十三行的新豆栏街，先按规矩设立药局商号，却干起打擦边球的行医服务。逐步赚到名声后，他又正式打出眼科医局的招牌，这就是博济医院前身。

生意兴旺忙煞伯驾。他开始师徒式传授技艺，培养本土助手，其最著名的学徒要算关韬，又称关亚杜。医院开张二十年

博济医学堂经过孙逸仙的呼吁，催生了清末首批妇产科精英，他们可称作中国最早的妇产科男性学员，也是最早的妇产科男性实习医生。

后，博济医院又像模像样设置医学堂。经过几十年的东西方文化磨合，学堂管理方积累了不少西学东渐经验，认识到洋技艺也必须融合本土文化。所以，教学中严守“男女授受不亲”的儒家规矩，禁止男生进入产房，不许男学员接生新生儿，自然也无缘学习妇产科疑难杂症。

1879年，博济医学堂开始招收女生，她们成为妇产学科的主要授课对象和实习医生来源。为此，孙逸仙对同学中的四位女生很羡慕，他向时任院长嘉约翰（John Glasgow Kerr，MD，1824—1901）博士建议：“学生毕业后行医救人，遇有产科病症也要诊治。为了使学生获得医学技术，将来能对病者负责，应当改变这种不合理的规定。”

从费城杰克逊医学院毕业的嘉约翰头脑开明，其实他内心也主张按当时西方医学院标准，系统培训学生技能，于是顺水推舟，允许男生参加所有妇产科的教学活动。尽管一年后，孙逸仙就要转学香港西医大学堂（Hong Kong College of Medicine for Chinese），但博济医学堂经过孙逸仙的呼吁，催生了清末首批妇产科精英，他们可称作中国最早的妇产科男性学员，也是最早的妇产科男性实习医生，孙逸仙确是中国妇产科有史以来第一男生无疑。

这则医学史考证色彩浓烈的故事，是笔者与协和医院妇产科郎景和院士一次小聚时的聊天写实。郎院士是我的师长辈先生，我俩属于真正意义上的君子之交，一年一度的专业会议面叙，恰似行云流水，不时在医学人文的焦点上展开头脑风暴。

朗院士认为，研究孙中山先生革命事业的很多，但考察他作为我国现代医学先驱的研究阙如，医者志亦寻道矣。在访问

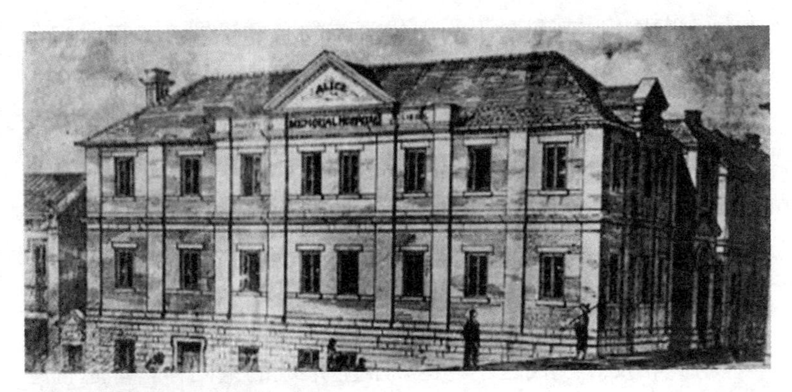

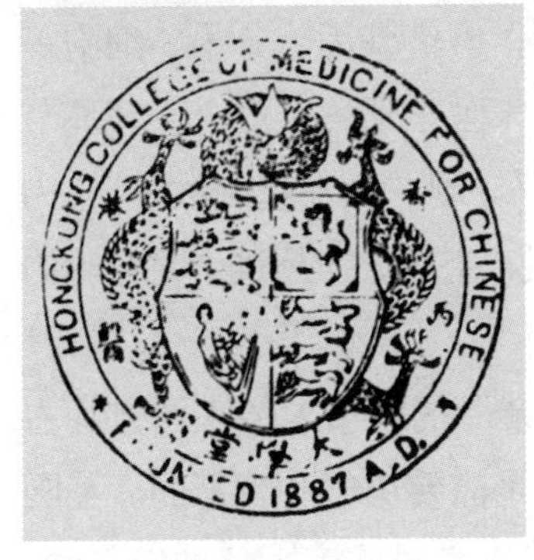

香港西医大学堂校徽与实习医院旧址

广东中山翠亨村的国父故居纪念馆时，朗院士发现了孙逸仙的上述习医相关资料。但作为院士级的专家，学术研究规范提醒他不要轻易认可孤证。

刘谦一先生有关孙中山功成名就后的追忆，收入 1979 年广东人民出版社的《广东文史资料》第 25 辑《孙中山史料专辑》第 287 页（《孙中山的家庭出身和早期事迹》一文中）。假如这段史料能立足医学史，另需独立的原始旁证，方能显示其学术价值。所有国父身后当事人的回顾性文字，特别是冠以“事迹”的，需小心求证其可靠性，以免主观因素的误导。

西方国家之所以继续保留助产士制度，协助孕妇居家分娩，就是一种学术态度与健康制度。

医学史上，产科是否为现代医院的必要设置，一直颇有争议。将正常孕妇送进医院产科，或临产服务倚重医院，仅从人体生理和医学伦理判断，有过度治疗之嫌。如今西方国家之所以继续保留助产士制度，协助孕妇居家分娩，就是一种学术态度与健康制度。在人类家庭观念逐步淡化的现状下，这项人性化安排有效保存了存世不多的最后血缘亲情，旨在重视阖家祈福，珍惜新生命的降临。

与此相反，现代医学与医药企业形成的共同体，却越行越远。他们在妇产学科特别是产科上，假借基因、分子、细胞等现代生命科学概念，将其包装成临床医学话语，每个生理环节都被用来引导消费，从“优质备孕”，到“赢在起跑线上”，为“做人”产业全方位商业促销，时间、空间大大超过十月怀胎的界限。

上溯历史，类似“男女授受不亲”的医事习俗东西方均古已有之。后人有意抗衡此类习俗，是需要勇气和智慧的。英国权威的维尔科姆医学史研究所资深研究员威廉·拜纳姆归纳：“18 世纪之前，有组织的医学相对而言极少关注分娩。分娩更是一件社会事件而非医学事件，由产婆、邻居或女性亲戚掌管，而且无论如何，它完全是一项由妇女承担的工作。如果到了非请医生不可的地步，那就说明产妇的情况非常不好。”

从古罗马时代开始，大多数怀孕妇女从来不求助于医生，在她们看来，有“接生婆”的照料就够了。妇女普遍认为男性与妇产科没有任何关系，女医生的设置就是为了避免女性患者的性器官不因接受检查而暴露在男医生眼前。

近代日趋富裕享受的生活模式，一方面导致人体本能的退化，生育不畅，另一方面出现了越来越多的男性医务人员。女权警觉者呼吁抵御医学教育歧视，鼓励女性积极摆脱从医困境，同时弘扬生育辅助的传统伦理。为此，百余年前在纽约、伦敦、费城等美国大城市流行设立女子专门医学院，我国也先后出现广州夏葛女子医学校（1901 年）、北京协和女子医学校（1908 年）等，以顺应潮流。

在这样的大环境下，孙逸仙呼吁医学院男生从事妇产科，一方面是思想的解放，体现男女平等的观念；另一方面，也是看到了社会底层传统女性医者已经无力应对越来越严重的生育危机。1892 年 7 月 25 日，香港《中国邮报》（*China Mail*）登载香港西医大学堂康德黎院长的毕业祝词，从中可以看出前辈医

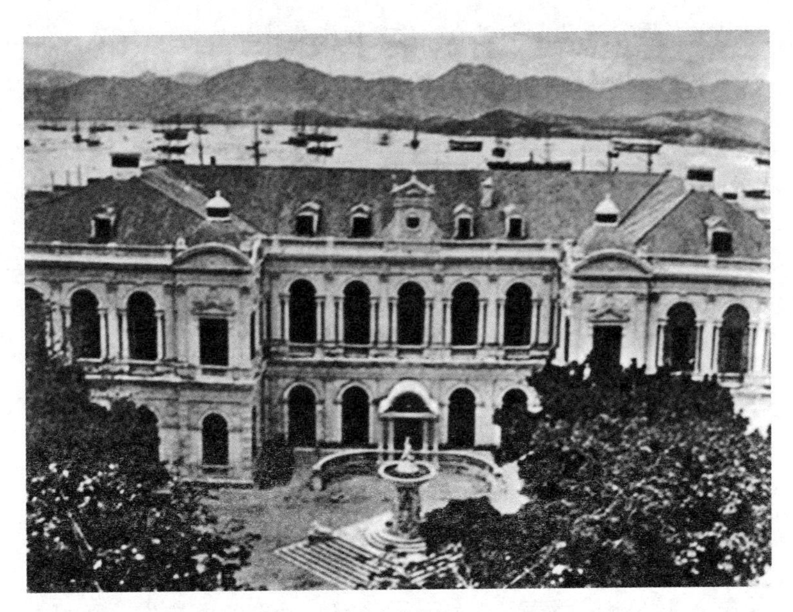

香港西医大学堂首届毕业典礼在香港大会堂举行

者对孙逸仙等男性医科毕业生从事妇产科的鼓励和推动："经过五年的辛劳，现在我们毫无保留地把我们的劳动成果无私地奉献给伟大的中国。因为在目前的中国，科学还鲜为人知，也没人懂西医；外科手术亦没人尝试去做，只有巫师神婆横行，谎称能治病救人，害得成千上万的产妇枉死，婴儿夭折。"

1892—1894 年间，毕业后的孙逸仙在澳门全职行医两年。在此期间他对妇产科相当关注，下面所引的文献表明，他懂得利用媒体做宣传，以树立其妇产科高手的医者形象。有限的六条成功医案，妇产科病例位居其一，孙大夫为外籍女性处理难产，大功告成。

> 陈宇，香山人，六十一岁，患沙麻八年矣，辛楚殊常，顷在医院为孙医生割治，旬日便痊，精健倍昔。
>
> 又西洋妇某，胎产不下，延孙治之，母子皆全。
>
> 又卖面人某，肾囊大如斗，孙医用针刺去其水，行走如常。
>
> 又大隆纸店两伴，误为毒药水焚炙心胸头面，势甚危殆，孙医生用药敷之，旬时就愈。
>
> 又某客栈之伴，与妻口角，妻于半夜吞洋烟求死。次晨八点钟始有人抬到孙馆，如法救之，亦庆更生。
>
> 又港之安抚署书写人尤其栋，患吐血症多年不瘳，华医束手，亲造孙医求治，一月奏效。

青年孙逸仙不惜拆借巨资，一边设立中西药局，一边在葡萄牙文的《澳门回声》上，以同乡名义刊登行医广告，强调难

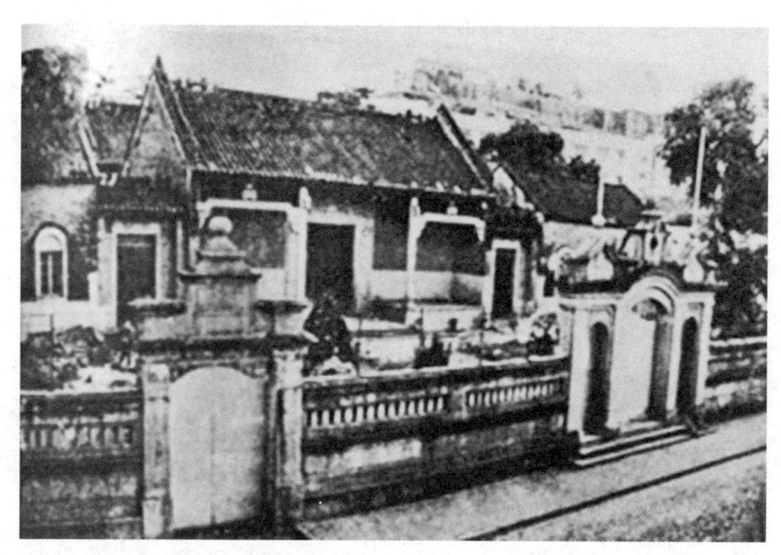

孙逸仙在澳门行医处：镜湖医院

产、淋病等涉及妇女性器官的疾病，均可有效诊治。

> 大国手孙逸仙先生，我华人而业西医者也。性情和厚，学识精明。向从英美名师游，洞窥奥秘。现在镜湖医院赠医数月，甚著功效。但每日除赠医外，尚有诊症余闲在。
>
> 先生原不欲酌定医金，过为计较。然而称情致送，义所应然。今我同人，为之厘订规条，著明刻候，每日由十点钟起至十二点钟止，在镜湖医院赠医，不受分文，以惠贫之。复由一点钟起至三点钟止，在写字楼候诊。三点钟以后，出门就诊。其所订医金，俱系减赠。他如未订各款，要必审候其人其症，不事奢求，务祈相与有成，俾尽利物济人之初志而已。下列条目于左：

后人无须避讳一代伟人的世俗轨迹，更应重视孙大夫对待难产和性病等妇产科疾病上，冲破世俗羁绊的先驱贡献。

一、凡到草堆街中西药局诊症者，无论男女，送医金贰毫，晨早七点钟起至九点钟止。

二、凡亲自到仁慈堂右邻写字楼诊症者，送医金壹圆。

三、凡延往外诊者，本澳街道送医金贰圆。各乡市远近随酌。

四、凡难产及吞服毒药，延往救治者，按人之贫富酌议。

五、凡成年包订，每人岁送医金五十圆。全家眷口不逾五人者，岁送医金百圆。

六、凡遇礼拜日，十点钟至十二点钟，在写字楼种牛痘，每人收银一圆。上门种者每人收银三圆。

七、凡补崩口、崩耳、割眼膜、烂疮、沥瘤、淋结等症，届时酌议。

八、凡奇难怪症，延请包医者，见症再酌。

九、番外间延请，报明急症，随时速往，决无迁延。

十、凡延往别处诊症，每日送医金三拾圆，从动身之日起计。

乡愚弟　卢焯之、陈席儒、吴节薇、宋子衡、何穗田、曹子基同启

历史资料表明，甲午战争风起云涌之时，西医新科孙大夫正在全身心经营他的执业生涯。后人无须避讳一代伟人的世俗轨迹，更应重视孙大夫对待难产和性病等妇产科疾病上，冲破世俗羁绊的先驱性贡献。对正常分娩这档子事，孙大夫奉行救急、救病、不接生的原则。行医要收费，且特需服务价格不菲，

但爱心赠医照做不误。

据此，称孙逸仙为良医，而且为中国男性妇产科执业先驱，所论有据可依。从学术角度考虑，有了澳门媒体的原始出版文献支撑，刘谦一所记孙逸仙推动中国男性直接从事妇产科的史料，方才具备研究价值。从伯驾西来，到逸仙行医，西医在中国业已驻留半个世纪，形成了广州、香港的现代医学桥头堡地位。

1842 年，博济医院的首例产科手术，据称由伯驾为中弹负伤的孕妇操刀，其得意门生关韬理应在现场辅助。1857 年，黄宽获爱丁堡大学医学博士学位回国，先后任职于广州惠爱医院、自家诊所和博济医院。在西医分科笼统的早期，有“好望角以东最佳医生”之称的黄宽大夫，处理难产和女性疾患，应是大概率事件。

笔者期待更多新史料面世，以期扎扎实实地将中国男性妇产科医师第一人的考证，追溯至更早的年代，从而有助国人创新基因和开拓勇气的发掘，也会激励后人。

西医东渐女性醒

伴随笔者成长的意识形态语境，常将西医入华定位于治病救人为辅，传播福音为主。换句话说，医学者，宗教侍女是也。虽说此类观点不乏史实，但全盘认可之，又不免平添医学史研究禁忌，限制学者的理性探索空间。比如，西医东渐研究大多关注诊疗贡献，有关其对中国社会的文明推动，当下学界涉足无多。

一般而言，中国境内最早的执业西医，要数1834年到达广州，毕业于耶鲁大学的眼科医生伯驾博士。如果算上19世纪初，十三行“自贸区”华洋结合，共同催生的痘局与痘师体系“接种牛痘”预防天花烈性传染，使国民受益并促进整体健康的预防医学，西医东渐领先于以机械、电器输入为代表的洋务运动，足足有几十个春秋。

与稍晚洋务兴国最大的不同是，西医东渐进程中，华夏女性的独特角色得以全面体现，她们既是西医诊疗的受益者，也是西医临床的执业者。这一次，华夏女性没有与历史性机遇擦肩而过，她们摆脱了传统的羁绊，在东渐西风中重塑人格价值。

一、催生女性医学精英

近代医学在华传播，女性贡献常被忽略，恐怕民国初年《近代中国留学史》难辞其咎。作者舒新城先生将女性出洋习医的发端，定格于1914年的庚款留美学员记载，有悖史实，这大大低估了清末女性踊跃留洋，海外习医、海归行医的规模。

比如，早在1885年，宁波籍妇产科医生金韵梅已经在纽约获得医学学位，她是与严复等留学欧洲学习先进技术的海军军官几乎同时代出洋留学的知识女性。稍后留学美国习医的女性，还有福州籍妇产科医生许金訇，以及九江籍医生石美玉和康爱德等。可以说，医学女性的萌芽没有在洋务成长季节中耽搁。

比庚款留洋习医女性早一步的，还包括中国首位哈佛博士赵元任的太太杨步伟。1913年，时年23岁的“大龄”单身杨小姐获公费留学日本的机会，她无惧世俗闲话，不惜再花费六年时间专攻医学，弥补当年痛失留学美国的遗憾。

原来，清末选拔首批庚款生时，有人提议给予女生六个名额，直接从天津师范和南京旅宁两所女校，各取前三名学生免试出国。是年，19岁的杨步伟虽名列旅宁女校前三名，却不得不遵从祖父在家自习的训话。

“不然比我丈夫还早到美国一年哪。”面对第二批庚款生之一的丈夫，杨步伟感叹终生。东洋学成归来后，她立即开设北京森仁医院，自任妇产科和小儿专科大夫。正是其举止言谈中洋溢的专业女性特征，深深捕获了旅美海归赵元任的心。西洋、东洋两股文明与爱情的潮汐，最终在同一个屋檐下聚头了。

以笔者家族的私人档案为例，那段日子里，女性留学风潮甚至影响到了浙东的沿海小城。与外祖父同龄的七位叔表兄弟

值得强调的是，女性西医人才的本土化培养，比直接送学生出洋留学，更早也更具影响力。

当年的女性医务人员不仅成为史上妇女独立行医的开拓者，也是华夏职业化知识精英女性的先锋队。

姐妹，清末民初先后留学东洋，家族风气之开明可见一斑。姊妹学医归来后，立即在家乡从事现代妇产科服务，拯救生灵无数。当地民众眼见为实，逐步放弃产婆习俗，普遍接受新式妇幼知识。民风渐开成主流，医学进步融入百姓日常是其特征。

值得强调的是，女性西医人才的本土化培养，比直接送学生出洋留学，更早也更具影响力。1879 年起，广州博济书院开始招收女生，女学生是妇产学科的主要授课对象，男生不得涉及，以避免触及传统伦理纲常红线。为此，就读于博济书院的孙逸仙提出改革建议，获当局采纳，清末女子西医学堂纷纷涌现，女性医学人才辈出。

各地教会资助留洋的首批女性医学专家，学成归来后也积极参与培训国内巾帼医务人员，使之大批成材，得以组建医疗服务先驱团队。当年的女性医务人员不仅成为史上妇女独立行

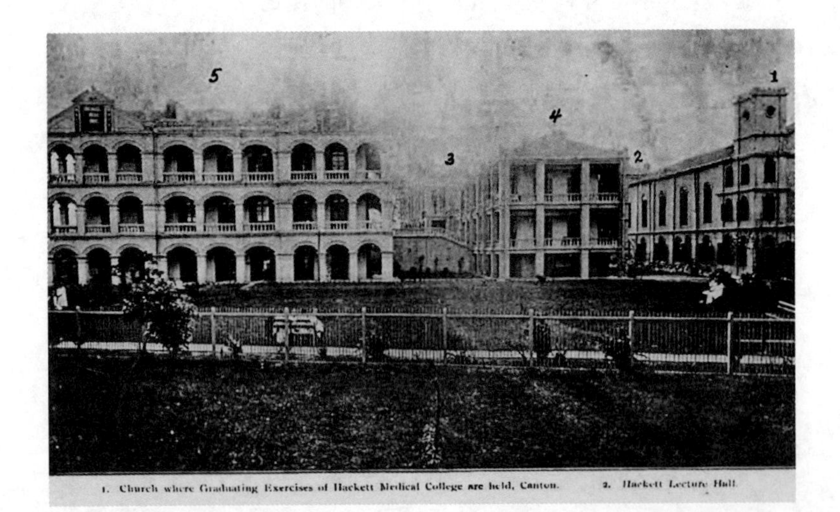

1. Church where Graduating Exercises of Hackett Medical College are held, Canton. 2. Hackett Lecture Hall.

广州夏葛女子医学校实景

医的开拓者，也是华夏职业化知识精英女性的先锋队，其有别于 1840 年后开始活跃在城市洋场娱乐界和产业界中从事低技术含量工作的职场女性。

二、促进女性人格独立

从大局看，上述女性医疗培训机构顺应世界潮流，既呼应了全球各地掀起的女权运动，也为知识女性争取了职业权利。特别是女性妇产科医生批量执业，正好契合中国传统文化中的性禁忌，即女性私处不得暴露于男性的传统观念。一定程度上，传统文化也推动着女性医生群体崛起。晚清时节的中国沿海，前卫知识女性的集体亮相，与世界女权运动的节奏没有完全脱节。

从女性患者角度来看，接受西医诊治的女性，在信赖西医技术有效性的同时，在文化上接受和重构了新颖的医患关系。通过遵循西医诊治，摈弃隔帐搭脉等中医习俗。追溯起来，这种全新医患关系，始于 19 世纪 30 年代伯驾来华之初。

耶鲁大学医学院图书馆，现存伯驾在华行医记录 5.3 万余例。诸如，13 岁女孩阿开，右边太阳穴有巨大肉瘤，1837 年 1 月 19 日被麻醉后切除，14 天后痊愈。20 岁的杨施，颈部肉瘤下坠至脐部，手术切除后，杨家祖父写下感谢状，“秋菊初绽馥郁，谨以数语感念先生之大德与高技，今鄙孙子女得以康复，愿先生之名留传千年子孙，愿先生之功德万年遗福！花县杨玉德”。

晚期乳腺癌患者占据了伯驾医案的很大比例，得益于麻醉技术的及时引进，这批患者从此不必遭受以往医术火烙乳癌的

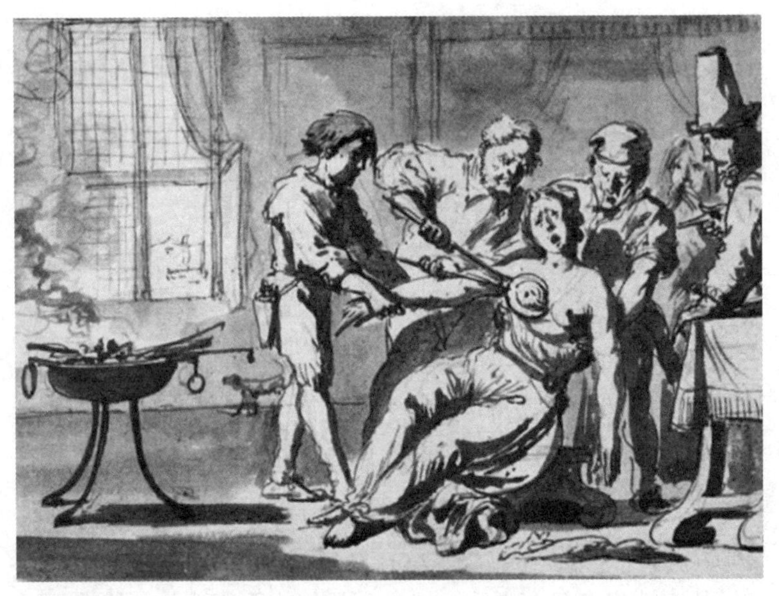

以火烙治疗乳腺癌

惨痛折磨。伯驾引进的外科手术，直接面对女性肉体，并未导致“男女授受不亲”所宣扬的世风日下，堪称女性福音。

虽说女性病家的康复疗效与观念改变，可以直接带动亲朋邻里，但毕竟辐射范围有限。唯有专业女性医护人员的日常示范效应，才更具有冲击固有生活模式的爆发力。比如，金韵梅大夫改良女性着装，引领时尚风貌，社会女性群起模仿；许金訇大夫则直接介入政治生活，代表北洋政府出席国际会议，称许大夫为近代女性政治家的先驱，似也名副其实。

对普通女性更有示范性和启发性的，是女性医护人员洁身自好，自愿选择独身方式的比例相对较高，以便最大限度服务社会，这是史无前例的中国女性独立精神的表达。经济独立起来的女性，更有能力自主选择爱情、婚姻和家庭。

1921 年 6 月 2 日，北京《晨报》刊出《新人物的新式结婚》的消息，清华大学最年轻的教授赵元任迎娶北京森仁医院院长杨步伟小姐。“青年导师”胡适证婚，昨天“下午三点钟东经百二十度平均太阳标准时在北京自主结婚……他们申明，除底下两个例外，贺礼一概不收：例外一：抽象的好意，例如表示于书信、诗文或音乐等，由送礼者自创的非物质的贺礼；例外二：或由各位用自己的名义捐款给中国科学社”。庚款留学生发起的《科学》杂志，首次从婚礼上募集公益善款。

一定程度上，移风易俗的新式婚礼，也与当年伯驾医生带来的理念更新有关。1842 年某日，伯驾医生的好朋友、钦差大臣林则徐的助理、六品小吏李致祥，在十三行小教堂明媒正娶美国传教士的女儿苏珊小姐，堪称史上首桩有案可稽的跨国婚礼。

西洋仪式结束后，男方在广州城里安排了传统拜堂，宴请两百多位贺喜嘉宾。据现已定居阿拉斯加的李氏家族嫡孙记载，当日婚宴仅十三道菜，计有“永结同心、百年好合、鸳鸯戏水、红銮金凤、如意吉祥、花好月圆、百子千孙和满堂吉庆”等冷热大餐与点心。

倘若此事属实，相比道光年间农家土豪和氏族大户的婚庆排场，此番李氏娶亲真是既吉利光鲜，又移风易俗。几年间，伯驾、李致祥和苏珊这些受过良好教育的中外年轻人，在语言、文学和宗教诸方面互学沟通，衍生爱慕，完全合乎情理，且相邻熟视无睹，社会习俗也予以接纳。

西风乍起不可收，沿海地区承受住了半个世纪的外来文化

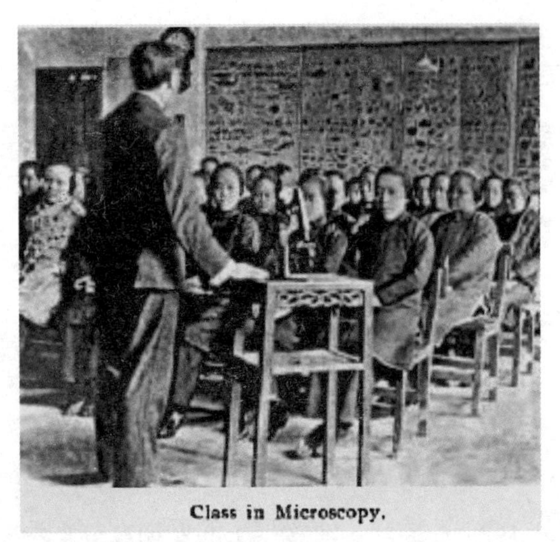

19 世纪的医学院女生学习显微镜技术

冲击。上海、福州、天津、北京出现了培英、慕贞、中西等女校，女学素质教育为开拓女性职业化和专业化路径，夯实平台。1900 年前后，女校出现在保守的中原地区，放开三寸金莲就是女校的重要贡献之一。

毫无疑问，医学女性，特别是从事妇幼保健事业为主的女性医务工作者，在性、生殖、宗教和家庭等方面，激荡思想，重组观念，其日常言行成为社会时尚典范，推动了对产婆、消毒、育儿、婚姻乃至女性独身等生活习俗和社会模式的改革。

也就是说，每次医学新概念的引进，旧式家庭与传统社会必将经历从意识形态冲击到事实认可的进步轨迹。医学女性的历史贡献，大大超出医学范畴。

鲁迅密切交往的东洋西医

周树人习医出身，虽中途弃学，但其对医术的判断，对医院和医生的取舍，应该自有感悟。1927年后，作为文学巨匠的鲁迅定居上海，度过生命中最后的辉煌十年。在此期间，即便作为伟人，也不得不遵循自然的生命法则，与生老病死纠缠。此类沪上医务琐事，记录在《鲁迅全集》中。总的来说，鲁迅与其寓居街区里聚集的东洋医生、东洋医院，互动密切。

1929年9月26日，许广平即将临盆分娩，入住北四川路最豪华的日系福民医院，即1949年后的上海市第四人民医院。鲁迅老来得子，兴奋堪比奶爸，温情暖男的做派，与其匕首般作品里横眉冷对的风格大相径庭，伺候太太无微不至，为邻床病家日汉翻译耐心细致。鲁迅在景云里23号与马路对面的产科病房之间，足足奔进忙出15天。

周海婴2岁上下时，也就是幼儿自身免疫与环境博弈最弱势的年龄段，鲁迅与许广平不得不经常送宝贝儿子就医。塘沽路300号的篠崎医院，是周家频繁出入的医疗机构。尽管此处相距山阴路大陆新村的周宅较远，搭乘黄包车，单程也要半个钟头。但周氏夫妇信任在此执业的帝国大学高才生坪井芳治医生。

鲁迅自己的顽疾，则由主治大夫须藤五百三关照。这个退役的日军军医，一直陪伴着中国当代的文学老人，直到送其走向生命终点。统计下来，先后关照过周家的医生，主要是东洋西医。鲁迅信任现代医术，与其年轻时专攻西医，厌恶传统中医不无关系，这有其亲笔为证。

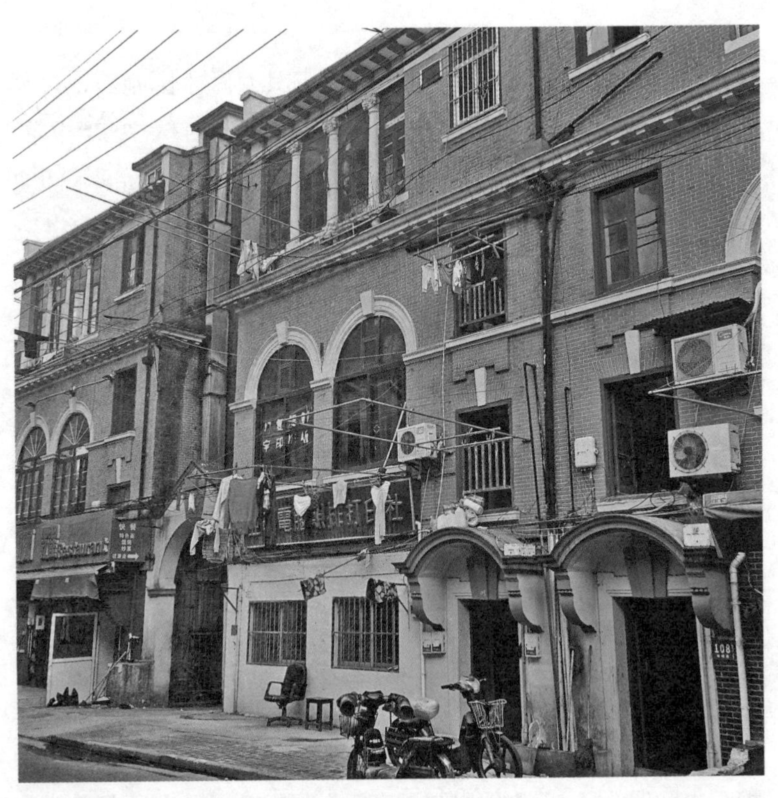

须藤诊所旧址（今峨眉路 108 号）

但西医诊疗终归昂贵，且与本地居民存在言辞沟通不畅等隔阂，服务对象大受限制。直到20世纪初叶，华人西医无论在数量上，还是医疗水准上，尚未成为市场化服务主体。

自1862年长崎“千岁丸”号首航上海起，沪上原住民发现，越来越多相貌肤色与己相似，但语言习俗迥异的东洋客，从黄浦江边的汇山码头上岸，不断聚居在附近民宅中。这批异国商贩先做采购贸易，再设商铺销售东洋货。东洋男站稳脚跟以后，东洋女也尾随而至，或做皮肉生意，或作外人小妾。以四川路和塘沽路为中心的附近街区，遂成日本人集中的侨居处。

到了1876年，日本居留沪上者竟达百余人，以至日本驻沪总领事要求本国政府派遣日籍医生来沪提供医疗服务。到了20世纪初，旅沪东洋西医包括久米治彦、高山章三、菅又吉、顿宫宽、冈本繁、吉田笃二、秋田康世和松井胜冬等，与欧美西医竞争市场。

西洋医生来沪传教，早在日籍西医抵沪前30年已在沪上挂牌，先充当宗教侍女，逐步过渡到现代医术的传播者角色。到了19世纪80年代以后，不仅西式医生和西式医院大增，连西医学堂都出现在上海。比如，老牌的英美系医疗机构有仁济医院、公济医院和同仁医院，慢慢地，法系的广慈医院和德系的宝隆医院，也出现在租界的地盘上。

但西医诊疗终归昂贵，且与本地居民存在言辞沟通不畅等隔阂，服务对象大受限制。直到20世纪初叶，华人西医无论在数量上，还是医疗水准上，尚未成为市场化服务主体。为此，在东洋移民与文化集聚的租界外围，即沪上东北区域，来自东洋的西医自然乘虚而入，形成其特定市场。

自18世纪后半叶起，荷兰文化入侵日本，形成所谓兰学。曾经历时千年全盘接纳汉医的东洋岛国，开始接受现代医学知识。西医入岛，不仅时间上比西医入华提前几十年，关键是，日本知识界认可科学的态度比儒学发源地的华夏，束缚更少，更加积极。

虽说我国近代也不乏传统医者致力于汇通中医西医，其中王清任最早发声，19世纪30年代即开始破除礼教约束，大胆从事人体解剖研究，所著《医林改错》乃中国解剖史上重要著作。然而，英雄毕竟孤胆，所获成绩有限。

唐宗海是1889年进士。他寓居沪上，博采融会西医常识，辑集《中西汇通医经精义》，虽比《医林改错》高明些，但笔下见识明显远离现代医学的严谨。比较东洋兰学以降的医学解剖图谱，华夏与东洋在现代医学的采纳与传播上高下立判，对此后社会不同影响，也波及后世。这样看来，熟悉东洋文化的鲁迅，首选东洋西医为其诊疗，也就顺理成章了。

晚清的“海龟”、“海鸥”与“海带”

历史常常误会，仅将“海龟”、“海鸥”与“海带”，归结为当代出洋留学后的现象。事实上，自19世纪70年代官派幼童百人留学团成行，规模化西学人才计划启动，迄今虽然已经历时一个半世纪，上述三种出洋、留学的结局，一直源源不断推动华夏精英的现代适应能力。

一、“海龟”

以旅美幼童百人团中的詹天佑为例。他天资极其聪颖，心智成熟更快、更优秀，尽管出洋时，詹天佑年仅11岁，但1881年集体休学回国，年方20岁的詹天佑，刚刚荣获耶鲁大学土木工程学位，成为百人团最早的两名大学毕业生之一。

詹天佑在铁路机车工程领域学有专长，但归国后专业知识未获重用。原因是，清廷朝野针对当时提升洋务效率的铁路项目，将其演变成争论激烈的社会政治问题。诸如，西洋蒸锅车与铁轨对沿途祖坟产生的风水问题；外资修路与路政管理及中外战争中的利弊问题；传统牛马车与人力车运输业的淘汰出路问题，等等。

百人团整体撤回国内后，年轻的科班铁路工程师詹天佑，居然被安置在福州船政学堂学习海洋轮机驾驶。直到1888年李鸿章组建天津铁路公司（即中国铁路公司），早已成为官场大牛的百人团老同学梁如浩出任经理，荒废七年光阴的詹天佑方才受聘参与津沽、关东、萍醴等铁路建设[①]。

据天津社科院历史所整理的《袁世凯奏议》披露，詹天佑参与铁路建设的细节，颠覆以往的选择性记载。一代政治强人袁世凯在清末最后的十年新政中，继承和效仿洋务恩师李鸿章，不但颇为接纳和倚重留学生，而且敢于放手重用初具历练的詹天佑，鼓励其独立主持京张铁路的本土化建设。如果读者有意，不妨亲临北京八达岭，至今可以体验这段传奇的民族工业铁路旅行项目。按袁伟时先生的说法，袁世凯《提拔关内外铁路余利修造京张铁路折》称，“此路即作为中国筹款自造之路，亦不用洋工程司经理”，此言可视作其提携、成就詹天佑的书面证词。

1909年京张铁路建成，时值袁世凯被贬回老家，隐居河南洹上村。按照中国官场通例，此刻一般人避之唯恐不及，但身在官场的詹天佑毕竟经历西式人文和技术熏陶，赶在腊月二十八日致意慰问，“创议修筑，殷殷归美”，并呈上京张铁路全套照片。

袁世凯立即复函：“京张全路告蒇，皆赖执事总司建造，力果心精，故得克期竣事”，“嘉贶全部摄影，八达岭工程既极艰巨，其余桥梁山洞靡不一律精坚。目想神游，至深倾服”。此事记载于岳麓书社2005年出版的《骆宝善评点袁世凯函牍》，后人有幸从中窥见近代政治人物敬仰现代技术，重视技术人才的实例，成为技术与政治早年联手的证据。

应该说，这次政治与技术的联手，并非一朝一夕的江湖应酬，而是历时数年磨难，经历了官场动荡与个人命运起伏之后的真诚互动。权贵与技术双方，通过体验个人困境与事业逆境，惺惺相惜中表现出难得的相互尊敬，也算是詹天佑感念袁世凯的知遇之恩。

有关詹天佑的小插曲是，小学语文课本里，称詹天佑为火车机车间挂钩的发明者。其实20世纪初叶出版的詹天佑《新编华英工学字汇》，明确正名为“郑氏车钩”，即挂钩是由他的留美幼童同学郑廷襄所发明，詹天佑只是该技术的使用者、推广者。

比詹天佑年轻的晚清旅英海归者，代表性学者有地质学家丁文江。他在中国现代科学技术的萌芽时期，分别探索过学者、企业家和行政官员等各类角色。对于丁文江的科学探索的反思和史料收集工作，国内学界研究较少。特别是其活生生的科学尝试案例，被政治标签化后，很长时间内被逐出大众视线，或视而不见。

丁文江侄女回忆，“丁氏家属成员之间，即使见面也很少提到伯父了，不仅如此，原来各家珍藏的照片、地图等珍品，竟也全部被毁于一旦。更为可悲的是，有些是怕被抄去当作罪证而自动焚毁处理的。这大概也是一种软弱与愚昧的表现吧”。作为直系后人的丁子霖教授劫后反思，“感到自责、负疚、愧悔”。[②]

1902年，15岁的丁文江赴日，两年后赴英国留学。人生观形成中的热血少年，被海外沸腾的反清救国气氛感染，生命中反叛与冒险的特质，自然不加抑制地呈现并影响其一生。1911年，24岁的丁文江学成回国，地质学家的问题探索精神、野外生存能力和英国式学究气，使之被公认为当年最西化的中国学者，讲话直截了当，做事直奔主题。

此刻，上一代的幼童留学团成员已届中年，成功者大多混迹官场。而首批庚款留学生，刚刚启程不久，尚未完成学业。科学人才断层之际，丁文江更显脱颖而出，他借助早期地质学涉及面广，涵盖地层调查，地图绘制，甚至古生物、古人类发掘，中国西部探险等广泛学术领域的优势，斩获颇丰，一举为中国赢得国际性学术声誉。

丁文江与西方学者合作融洽，面对国内环境，却未必能和谐相处。1921年，丁文江以持家压力繁重为由，辞去地质调查所所长职务，不再以科学研究为生活的主要内容，转而成为北票煤矿总经理。

事实上，“实业救国”在丁文江的工程实践中，也搞得有声有色，煤矿产量从年产8 000吨，上升为日产2 000吨。企业发展依靠西方科学技术，建小铁路、办发电厂，用机械工艺，并实施劳工福利。仅以煤矿工人五人一间的集体宿舍为例，可见其先进文明程度，不亚于当今的内地小煤矿。

此时，成功实业家内心蕴藏的热血本质，终于发酵。通过运作企业事务，增加了丁文江对当时政府的了解、不满与冲突。有纠纷自然更想改变现状，纠结之处是，其书生意气和政治能力能否适应政治与社会。

1926年，丁文江接受东南七省军阀孙传芳的委任，出任相当于上海市长的淞沪商埠督办公署总办，前后不过六个月，便随军阀统治的短命而出局。算上1922年丁文江曾参与推动曹锟旗下“好人政府”的三个月经历，为军阀政府效力的实实在在的帽子，二十几年后被扣在努力实践西式科学民主的书生丁文江头上。

殊不知，1933年，丁文江在考察了苏联社会主义国家体制后，真诚地认为苏式新制度优于其以往认同的资本主义。晚年的丁文江积极为苏联体制摇旗呐喊，但为时已晚，1936年他就不幸逝世了。

以丁文江为代表的实业派科学家，在民国初期下水摸石，以期“实业救国”推动中国过河，其路径与半个世纪后的改革开放，并无本质区别。但是这种最初的科学认知努力，被探索过程中的外部环境，以及政治纷争导致的话语垄断无情湮没。

丁文江研究者费侠莉认为，“在丁文江心目中，当时的极权政府是会成功的，只要领导人学会尊重由科学研究所规定的那些现代的行动原则……他一贯相信理性主义的、技术的解决办法最有效，知识分子的脾性也使他非常容易信服这些解决办法……在革命时代像丁文江这样一位理性主义者，被解除武装就毫不奇怪了”。

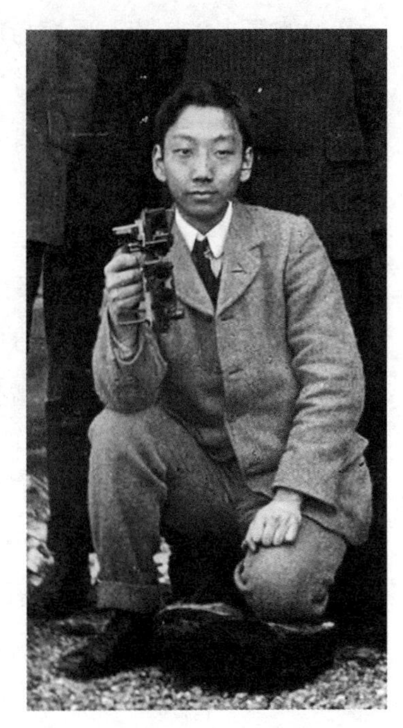

15岁的留学生丁文江

二、“海鸥”

与占主流的多数海归精英相比，清末民初的“海鸥”数量不算多，但其特征与当下“海鸥”近似，个体条件优异。还是以幼童百人留学团为例，截至 1881 年，已有约 60 多位同学入学全美各地大学，但朝廷要求学子们必须立即中断学业集体回国。然而，毕竟小小年纪就已经在大洋彼岸浸淫多年，少年时代的文化影响，足以改变人的一生。就此一点，清廷的判断没有错，思想的西化比技术的拿来，更加迅速。

百人留学团抵达上海港，等待留洋秀才们的，是荷枪实弹的清兵押送。他们被安置在黄浦江边的海关后院，一个类似美国监狱的集中安置点。后悔与叛逆的迹象，当晚开始在归鸟群中滋生，各怀心思。尽管都曾落难黄浦滩，但百人团精英回国后的机遇，各有各的不同。唐绍仪少年得志，不久出任高官随从，某次公差中，居然发现一位百人团同学，试图偷渡再次赴美。唐绍仪不忘旧情慷概解囊，促成同学的候鸟行程。

百人团中采用“海鸥”模式的成员，日后主要集中在以职业外交官为业的人群中。最值得一提的是梁诚，在其出任美洲公使期间，向老罗斯福总统据理力争，说服美国动用庚子赔款设立华夏留学资助计划，史称“庚款留学”。这项始于 1909 年的外部资源注入，大大提速了中国现代化进程。规模化的留学生招募持续数十年，于国家，于人才，可谓功德无量。

倒计起来，这群华夏“海鸥”的领头大雁，当属百人留学倡议者容闳无疑。1847 年布朗牧师携容闳、黄胜和黄宽三位小学生赴美，1854 年容闳毕业于耶鲁大学并回国，首次完成海鸥式远渡。容闳一生致力于华夏崛起，先后为洋务采购，培养留学人才，晚年从事反清活动，在海内外多次往返。19 世纪后半叶，刚刚从帆船进化到蒸汽轮船远渡重洋的年代，每一次海鸥式的启航，不仅是理想的放飞，更是一次生死的豪赌。

相比之下，比百人团成员年轻 20 岁的颜惠庆要幸运得多，他的一生几乎完成了优美的海鸥式飞翔。颜惠庆是名副其实的“留二代”，作为中国第一代留学先驱、上海圣约翰大学创始元老颜永京的后人，颜惠庆还见证了早期圣约翰书院珍惜归国留学人才，悉心收留落魄的百人留学团成员的细节。据 1946 年版的《颜惠庆自传》记载：

书院里还有些留美的中国人担任英语教师，他们是容闳博士带领的 120 名赴美留学幼童，1880 年代回国后，发现很难找到称心如意的职位，有些人就委身于圣约翰书院的教职（每月薪金约 30 两），直到他们在官场或商界找到较优厚的位置，方才离去。

这些留学生在美国新英格兰地区期间，就已经完全美国化了。我记得几件事情可以例证。一件是大约 50 多年前，在上海跑马场举行的棒球比赛。一方为这些留学生，另一方为一艘美国军舰上的水兵。中方第一守门员身材瘦高，手臂细长，给我留下了深刻的印象。他们穿着特制的队服进行了一场漂亮的比赛，比分为二比二。另一次是在上海兰心戏院举行晚会，他们表演了四重唱，唱的是美国歌曲，十分精彩。一位姓钟的先生（按：钟文耀，英文姓名：Chung Mun Yew，曾任清国驻日外交官），在耶鲁大学读书时，是赛艇队的舵手。一次在圣约翰书院招待哈佛大学赛艇队的宴会上，哈佛队员很看不起中国人，竟说对钟先生也是耶鲁队的队员，感到很吃惊，因为他不记得见过钟先生。钟先生很快回答他："你当然没有见过我，因为我们的赛艇，远远地超过了你们！"

另一位留学生适在辛亥革命爆发前，出任清国驻德国柏林公使。当时驻德国的美国大使，知道中国同事曾留学美国，决定邀请他观看正在柏林举行的一场棒球比赛。美国大使为了对中国客人表示礼貌，尽其所能地对比赛的细则、球员的职责做了介绍。滔滔不绝讲了几乎半小时后，美国大使道："好了，我亲爱的同事，我希望你能理解，并且对比赛感兴趣。"中国公使莞而一笑，对美国大使的盛情表示感谢，然后说道："亲爱的大使，对您的一些解释，我实在不敢苟同。您可知道，我在美国安多佛（andover）棒球队担任过两年投手。"

出于对前辈留学生的深刻记忆，加之自家大哥、二哥也是旅美归国的留学精英，1895 年，18 岁的颜惠庆也告别家人负笈远游。经过两个半月的旅行，他首次登陆纽约。时值美国排华法案呼啸，尽管圣约翰大学校长卜舫济的父亲专程到移民局迎接这位上海留学生，但在移民官的眼中，此刻清国护照全都带有可疑的痕迹。20 年前，美国处处迎接人见人爱旅美学童的盛况不再，中美百年交往，一步一踉跄。但是，作为经历了清朝、民国和新中国三个政府的著名外交家与政治家，颜惠庆先后在世界各地代表中国出使七次，为增强中外交流，堪称啼血拍浪的海燕。

就海鸥飞渡太平洋的频率而言，上述众雄性海鸥，最终比不上一尾雌性者，即宁波姑娘金韵梅。1885 年，百人留学团中断学业后没隔几年，作为传教士养女的金韵梅却以第一名的成绩，成为纽约医院女子医学院第 17 届毕业生，获医学博士学位。清国驻美公使馆特意派出官员出席其毕业典礼，为历史作见证。

此后的一生中，金韵梅往返中美两地不下八回。先是在回国担任厦门教会医生与照料日本神户自家诊所之间不断奔波，随后又定居夏威夷生育子女，申请美国行医执照。此后她不断在美国本土各大城市巡回演讲，向学界与民众推荐中国豆类制品，呼吁增加人体蛋白质摄入来源。金韵梅接受美国农业部（USDA）的委托，详细借鉴中国农业经验，回国期间致力收集研究大豆食物资源，所到之处远达西藏，接近 20 世纪初女性博物探险的极限。在美国农业部的研究档案和外来种子库，编号 45221—45470 的大豆标准样品收集者就是金韵梅。金韵梅中年起在天津接受北洋总督袁世凯的邀请，设立官办的女子护校，还将自己培养的得意门生送到约翰・霍普金斯大学深造，晚年落脚北京协和医院，成为致力于中美医学与文化交流的杰出女性。

三、“海带”

20 世纪初，在立足美国半个世纪之后，由旅美华工中精英分子推动创造的科学文化奇迹，同样令人惊叹，且更具文明古国的文化特征。1872 年，与百人幼童留学团几乎前后脚踏上远洋轮赴美的，包括 12 岁的广东台山籍少年刘锦浓（Lue Gim Gong，曾译刘金缵、吕锦浓、廖振光）。

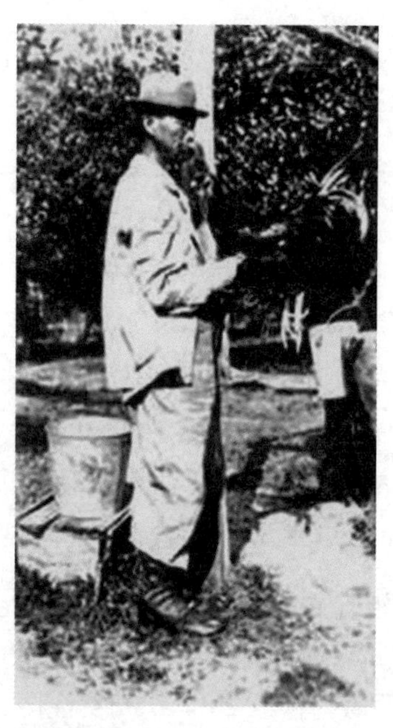
刘锦浓工作照

重要的是，这位自费赴美少年从此定居美国，有机会充分展示其聪明智慧和技术发明，不必和与其同路的官派少年一样，旅美成才之路半途而废。刘锦浓的科技成果老牌加州橙至今被人滋滋有味地咀嚼。

参与培育美洲橙子，或种植纳帕葡萄，或酿制加州红酒等工种生计，代表了清末华工在旅美淘金、修路等机会消失后，继续四处开拓生存空间的现实努力。大陆学界很少论及旅美晚清精英的创新成绩和技术发明，较多论及的是加州华工血泪史。刻板的叙事思路，往往忽视乃至掩盖了数十万旅美华工不惜蜂拥出洋的内在逻辑和立足异国的精彩故事。

1848 年，加州发现黄金的消息传到广东台山，当年就有两男一女前往“金山”探路，不久捎回小袋金块、金粉。次年，台山有 800 名男劳力与 2 名妇女动身赴美。又过一年，台山周边共计 3 000 名男性和 5 名女性越洋淘金。至 1852 年，仅台山出洋的华工总数就达 27 000 人。

19 世纪 50 年代，从香港驶往旧金山的最低包餐船票为 30 美元，相当于华工一个月工资。据清末《纽约时报》统计，当时中国沿海城市中，熟练机器技工年收入 156 美元，这类高端人才凤毛麟角。普通工匠年收入 78 美元，熟练女工年收入仅 26

美元。农村中，四口之家年收总共 25—33 美元。赴美路费不到年收入一成，乡亲们自然乐于集体赴美淘金修路而去。

为改善生存而去冒险拼搏，是华夏民间的人生哲学，更是人多地少的东南沿海族群延续了数百年的出洋谋生经济学。即使到了当代，20 世纪末浙闽粤地区底层民众，继续延续着千方百计出洋讨生活的基本思维。改革开放数十年后，上千万海外新移民，在异国他乡弘扬华夏文化，重振辉煌祖业，其中包括了华夏民间智慧与生生不息的原动力。

从技术上讲，原始淘金所需的开沟、筑坝、抽水等活计，与华南水稻种植手艺类似。因此台山华工对开矿淘金工艺触类旁通，按照白人竞争对手的说法，华工淘洗过的矿区，连“塞进虫子牙缝的”金子都找干净了。可见，华工从业的积极主动和智慧闪亮，并非猪仔苦力说可以概括自洽。而刘锦浓的技术创新，本质上也是继承精耕细作的中国农业传统，并加以发展。

在旧金山驻留四年，初通英语之后，16 岁的刘锦浓去马萨诸塞州打工，周末继续在教会圣经班里修炼。他巧遇美国驻华公使蒲安臣的堂妹芳妮（Fanny Burlingame），并在她的安排下受洗入教，从而进入她位于佛罗里达的农场从事园艺。

刘锦浓自幼在台山随父亲栽培水果，掌握果树嫁接、授粉等园艺技术，基础扎实。1885 年，25 岁的刘锦浓发现，家乡常见的广柑，本地称哈特橙，并不适应佛罗里达的气候，容易起斑霉烂。

是年，同船赴美的官派留学生中断学业返回大清，俯身体制，大多抱憾终生。同龄女孩金韵梅正式获得美国医学博士，而农艺技术精湛的园丁刘锦浓，则刚刚开始将地中海甜橙的花粉，授予晚熟的哈特橙，先后培养出12棵新橙树。然后他将新橙树的花粉，再次授予哈特橙。其基本技术路径，早在中国北魏末年的《齐民要术》中已有记载，可谓古老技艺的海外版。

1888年，经过两次杂交的优质橙，耐潮湿、抗霜冻，味美汁多，易于储藏。新橙上市售价虽高，照样易于各地销售，恰逢农历新年，在华人社区更加应景。刘锦浓培育的产品，登记商品名为Valencia。20世纪40年代起，广西和四川省称其汉名夏橙，先后引栽回国，推广种植。

1911年，刘锦浓成为美国果树栽培学会首位华人园艺师，被授予Wilder银质奖章，以表彰其培育各种优质蔬果，如早熟的苹果，迟熟的桃子，无核粒大的葡萄，株高果多的西红柿等的成绩。也就是说，刘锦浓运用可重复的科学手段，超越春种秋收的原始农技。在讲究功名的晚清，竟有西洋学术机构毫不吝啬地为华裔园丁冠以学术头衔，名扬四海。

1901年6月28日，纽约华裔家政佣工丁龙向哥伦比亚大学捐款12 000美元现金支票，成为设立东亚所中国学研究基金的部分捐款。至此以后，哥大东亚所的受益者中包括中国现代文化史上大批名流，如胡适、蒋梦麟、宋子文、顾维钧、马寅初、陶行知、陈衡哲、潘光旦、徐志摩、闻一多、冯友兰、张学良、李宗仁、张国焘等。

打工者丁龙赴美劳务输出，克勤克俭积攒每分银子，以致终生未娶。他的晚年愿望与世俗的仆人身份，看似格格不入，即在美国著名大学建立汉学系，以期弘扬祖国文化。其东家卡本蒂埃对为自己奉献一生的仆人，心怀感激并倾其所能，中美合作成就一桩伟业。

哥伦比亚大学创办的东亚系，专门设立“丁龙汉学讲座教授”职位。这桩民间推动的中美科学文化交流，甚至引起清末变革中的上层关注，并以慈禧太后名义捐赠五千余册珍贵图书，继而出现李鸿章、伍廷芳等人的连锁捐赠行动，最终促使哥大成为美国汉学中心。

值得学界正视的史实是，中美交往过程中，华夏精英对美国的科学文化影响，从来没有缺失。接受现代文化与科技熏陶的传统精英，思想深处烙印着“士人担当”“家国报效”等伦理基因。无论“海龟”、“海鸥”还是“海带”，其正能量有待正面评估，发掘早期学术精英的科技创新贡献，要求科学文化界动手动脚找史料。毕竟，逼近百年真相，其实不算太难。

注释：

① 利尔莱博维茨、马修·米勒:《幸运儿》，李志毓译，商务印书馆 2014 年版。

② 费侠莉:《丁文江：科学与中国新文化》，丁子霖、蒋毅坚、杨昭译，新星出版社 2006 年版。

王韬漫步西学圈

1884 年，境外漂泊二十余年的学人王韬，终获大清上层许可，半百之年，回归故里。重返沪上老街坊，青葱往事多梦想："荡沟桥侧有一姬……予至墨海必过其室。一日，是姬晨起，探花于篱底，微见弓鞋半折，予不禁痴立良久。彼闻人声，四顾流盼。余乃以团扇障面而过，因微吟曰：'篱外团扇白，篱内弓鞋红。弓鞋不露土，团扇可遮容。美人回盼若有意，摘花簪发何匆匆。一花落地待郎拾，愿郎持入怀袖中'。子之宛娈，固非无情，不知姻缘簿能为我如意珠否？"（1852 年六月九日）

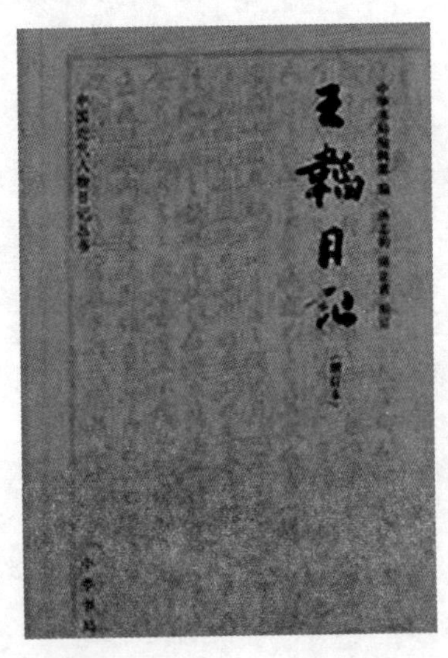

《王韬日记》

昆山甫里王韬，20 岁时一竿子坐舢板，来沪上墨海书馆打工。年轻气盛的秀才结识一帮初通西学的时尚文人，读书写

西医东渐兴起的洋医院，已不止山东路，即仁济医院一家。

字、译书付梓。倦来休闲消遣，无非茶酒应酬，勾栏访艳，轻狂无忌。稍微像样一点的社交，便是出北门，跨虹桥，抵医院，围绕麦家圈基督文化中心汰脑筋。“是日赋闲，至医院听英人说法，受主餐……后至英署，于春农寓斋小憩片时，即别”（1854年八月二十四日），“午时偕星垣渡虹桥，往钱氏小斋，梅苑新构初成，特备佳肴，与二三友朋小饮……酒酣拇战，极尽欢乐。归已夕阳西匿矣”（1854年九月十五日）。

王韬心思活，胆色粗，不仅快速接受西学，而且立即付诸实践。他与痘师王春甫仔细分析牛痘接种疗效，“以人痘浆种者后必再出，用牛痘浆者必无妨害。近年中国渐行此法，虽祁寒盛暑多可种，但浆不可过十日，过十日则力薄不效”（1859年正月二十二日）；参与沪上首例西式婚礼，“前日为春甫婚期，行夷礼。至虹口裨治文室，往观其合卺。西人来者甚众。裨妇鼓琴讴歌，抑扬有节。小异亦在。其法：牧师衣冠北向立，其前设一几，几上置婚书、条约；新郎新妇南向立，牧师将条约所载一一举问，傧相为之代答，然后望空而拜。继乃夫妇交揖。礼成即退，殊为简略”（1859年三月二十八日）；尝试银法摄影，“时，春甫学《照影法》，已约略得其半矣。试照余像，模糊不可辨，衣褶眉目即未了了，想由未入门之故”（1860年四月二十九日）。最终，兴趣广泛、西学着魔的王韬，居然违背政治正确，直接进言献策太平天国上层。不幸物证泄露，先藏英署领馆，继而流亡香港，一生因果自洽。

客居海外数十春秋，王韬对眼下上海租界朝北往西扩展印象深刻。西医东渐兴起的洋医院，已不止山东路，即仁济医院一家。老底子城北有虹桥，目测护城河与篱笆院，包括华夷界河洋泾浜，都已填埋修路。城墙脚下残留虹桥弄，聊供游子怀旧。再往北就是四马路，书寓长三鳞次挨着，历尽风尘的半百王韬，早已不为所动。倒是夷场西端八仙桥畔，新式的格致书院诱惑更大，那里是其即将履新 CEO 的工作单位。

创立格致书院的最初五位董事，都是洋派人物。著名买办、招商局总办唐廷枢，乃唯一华董。学界很少谈及唐氏的早年经历，作为中国最早的旅美少年容闳、黄胜、黄宽的同班同学，少年唐廷枢留在香港继续西学训练和职业发展，其成年后的事业作为，不输出洋海归人。

而王韬乃吾沪上西学先驱！墨海书馆期间，他与李善兰、管小异、合信、麦都斯这批中外学者，热心于西方文化译介传播。旅居香港二十载，他结交社会贤达，与马萨诸塞孟松书院（Monson Academy）肄业的黄胜，以及第一个获得伦敦法学院博士学位的华人伍廷芳，合作创办《中外新报》《循环日报》，同为中国现代新闻报业先驱。学术上，王韬以“四书五经”英译版合作者身份，成为清代游学西欧英伦的首位访问学者。

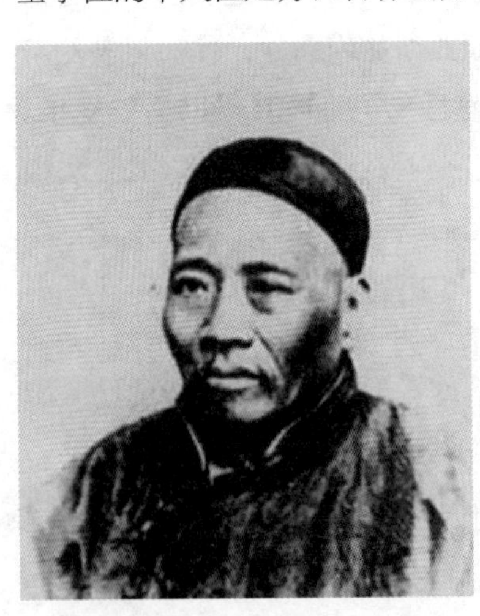

王韬

此时，王韬出任上海格致书院负责人，眼界自然胜出一筹。他将书院工作重点落在科技博物展示、科技图书借阅和科技系列讲座诸领域，特别是经常性组织科技写作有奖竞赛，其反响类似当下的“《萌芽》杯”新概念作文大赛，但内容更科技，吸引了全国的俊杰。甚至连李鸿章、刘坤一、郑观应、盛宣怀、傅兰雅等时代达人，也热衷出题参与，近代科学文化事业，一时竟然上下通达。

例如李鸿章的命题侧重基础概念，“问古设律度量衡，所以测点线面体也。自声学、热学、光学、电学之说出，而寻常律度量衡之用几穷。西人测音、测热、测光、测电，果何所凭借而知其大小多寡？能详言其法欤？”而刘坤一则倾心医学，“昔扁鹊为两人互易心，仲景穿胸纳赤饼，华佗刳股去积聚，在胃肠则湔洗之。今其法华人不得，惟西医颇用其法，而不尽得手，究竟中西医理孰长？”

自出任书院山长，至1897年驾鹤仙去，王韬主持下的科技命题，至少讨论了77个焦点问题，其中科技知识和富强治术类占了47题。官商盛宣怀最注重实用，“问铁利为自强要务，汉阳厂基炉座，规模具举，大冶矿苗原旺，开采如何合法？钢铁以畅销为先，如何推广销路，利不外传？若使官督商办，能为久经之计否？纺织相辅而行，今欲推广纱利，兼顾布局，如何妥筹尽善？洋纱不用土花，如何改种洋棉，并使华棉有用？盍胪举所知以对”。

高规格的竞赛评委会，吸引全国各地学人竞相参与，历年获奖者共计86名，以江苏、浙江和广东籍人士最多。其中，广东大埔五品顶戴贡生杨毓辉居然连续获奖15次，拿出了博取科举功名的斗志。而正途科甲榜上的邵慕尧、朱震甲、杨选青、张骏生和陈翼为五位举人，也不计较身份地位，与莘莘学子同台竞争，终于各获奖励一次。按照学者王尔敏的说法，“事实已充分反映出知识分子态度思想之真实转变”。

显然，学习现代科技知识已成为晚清读书人绕不开的社会选择。格致书院遍及东南诸省，传统文人青睐现代知识，便是科技改变历史、科技改变人生的证据。海归王韬，正是西学东渐构建社会新局面的见证人。

平权先驱王清福

1892年，华人民权领袖王清福（Wong Chin Foo，1847—1898）为15万旅美同胞呼吁，发布《华裔平权集会宣言》。这份比马丁·路德·金早半个多世纪，争取少数族裔人权的文件证实，海外华人只顾挣钱、淡漠权益的形象，被误读久矣。西风乍起催国人，同时带动海外华裔自强不息。身兼媒体人、实业家与政治家的王清福，堪称先驱。

1847年，王清福出生在山东一个信奉洋教的家庭，幼年时被当地美国传教士收养，接受西式教育。21岁时，王清福跟随传教士遗孀抵达华盛顿，入浸信会学院（Preparatory School of Columbian College）就读，同时兼任中国文化常识教职。一年后，他转学宾夕法尼亚州路易斯伯格学院（Lewisburg Academy）继续进修，累计留学两年。

也就是说，在容闳、黄宽分别从耶鲁大学、爱丁堡大学毕业十多年后，在秀才王韬出游英国成为首位访问学者五年多后，王清福依然算得上当时为数不多的正牌留洋学生。比他资历更老的，要数俄亥俄建阳学院（Keyens College）毕业的颜永京，

SPEECH OF WONG CHIN FOO

At the Mass Meeting of the Chinese Equal Rights League at Tremont Temple, Boston, Nov. 18, 1892.

Thank God there is one spot in this great republic where its people are brave enough to stand up for principle and for oppressed humanity.

Once more it is the fellow-citizens of the noble Sumner, the illustrious and immortal Garrison, to be in front.

Whenever the honor of the nation is at stake, or the cause of human liberty is involved, the noble sons of Massachusetts can always be depended upon to defend them.

We have come before you this evening, ladies and gentlemen, not to advocate Chinese immigration. Nay, we have nothing to do with the Chinese in general. We are here to plead for the 150,000 Chinese residents of the United States whose liberties are threatened, whose rights over their own lawful homes are about to be taken away by tyrants imported upon American soil.

A hundred and fifty thousand human beings, innocent of any crime, will be forcibly taken from their happy homes and placed behind prison bars, simply because they were born in China.

《华裔平权集会宣言》

1862 年海归后创建上海圣约翰大学。晚清公费留学计划实施之前，放洋西学途径各异，但足以影响学子一生。

但王清福的优势在于，他成年以后才得以出国留学，文化底蕴和思维方式较之容、黄、颜等少年留洋学生更加成熟。回国后，他不满足在海关衙门做清廷体制的螺丝钉，反而将从西方学来的自由民主言行，全盘照搬用来颠覆清廷。行动败露后，王清福索性再次出走美国，实打实地在旅美华裔社团中落实争取公民权益、反对种族歧视的平权活动。

王清福英语流利。他依靠担任过大学助教的训练，有能力为英文媒体撰写专栏，表达理念。他也热衷商业演讲，依靠传播中国文化，居然挣来饭钱。此项生存门路有别于前辈华工开

像王清福这样书生意气，血气方刚，既能传播华夏文化，又能争取华裔民权的文化精英，当年确属凤毛麟角。

矿、修路、做生意等血泪行当。查 1878 年的广告，王清福雇佣众多经纪人，演讲门票价格不菲，每人收费 25 美分，最高听众纪录曾达单场 4 000 人，进账可观。

在日均工资 1 美元的年代，听众花费等同一顿美味中餐的费用，方能临场倾听演讲，可见王清福的人气相当高涨。在电台、电视出现以前的岁月，一介书生依靠丰富内涵，把握文化演讲技巧，也足以达到精神与物质双丰收的人生境界。到了 19 世纪 90 年代，首位旅美女博士金韵梅，重新踏上前辈成功路径，她的全美巡回演讲，收费可达 1 美元，几乎是明星标价。

王清福的演讲主题有案可稽，大多涉及佛学与儒学等内容，难怪传记作家赛利格曼（Scott D. Seligman）称他是美国的儒教传授第一人。但王清福谦称“旅美唯一北方佬”，用作 1894 年 3 月 14 日赠人照片上的标签。处于广东籍劳工云集的美国，像王清福这样书生意气，血气方刚，既能传播华夏文化，又能争取华裔民权的文化精英，当年确属凤毛麟角。

1883 年，眼看年前实施的《排华法案》危及同胞利益，王清福不再陶醉于演讲清谈，开始编辑出版首份中文版《美华新报》，率先提出“华裔美国人”（Chinese American）的法律概念，旨在启动民智，争取民权。旅美出版华文报，前提条件是拥有整套汉文铅字，当年在西方国家里装备此项硬件，好比后人引进首台数码排版系统，投资风险巨大，但王清福承受了，也成功了。

十年后，出版实业大获成功的王清福，在曼哈顿百老汇大街租下泛美圣经协会大楼办公用房，作为华人平权协会的官方

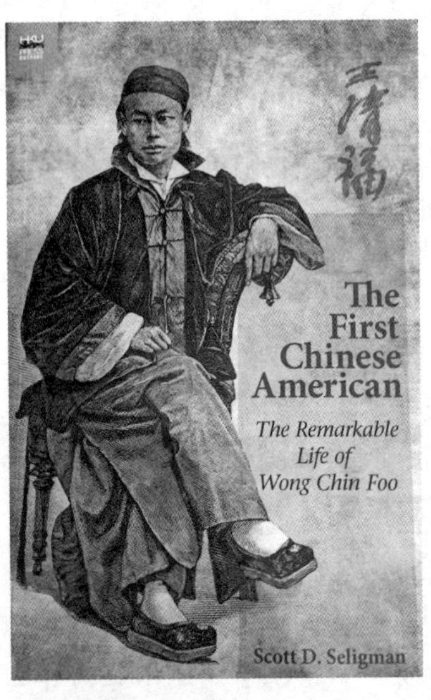

塞利格曼所撰王清福传记的封面

办公场所。作为政治符号，在类似现今五星级水准的办公大楼里，进出频繁的黄皮肤、黑头发华人生机勃勃，特别是第二代华人活跃在华洋两界，无疑向西方世界发出强烈信号，一群内心充满自信和梦想的现代创新型华裔人才，正在崛起。

1893年，作为华人平权联盟（The Chinese Citizens' Union）主席，王清福首次走上国会山庄，立足华裔美国人的法定地位，代表华人族群公开举证，直接陈述利益诉求。从此他不断加强舆论攻势，连续推出《华洋新报》《纽约华文周刊》（*The New York Chinese Weekly News*）和《纽约华人》（*The Chinese in New York*）等报刊，为全美华裔建起一批看得见的法律维权阵地。

事实上，正是王清福在新闻事业、兴办实业和社会活动中的示范作用，19世纪八九十年代期间，在社会各个层面，树立华人精英形象，推动东西方科技文化交流的工作，不再是王清福的单打独斗。海外精英群体逐渐形成壮大，以往被忽视的名单上应该补充金韵梅、刘锦浓、丁龙等先驱，这是晚清洋务研究中值得发掘和重视的海外分支。

孙逸仙幸遇教授

1886年，20岁的孙逸仙同学经受洗牧师喜嘉里（Rev. Charles R. Hager）担保，从香港中央书院转学广州博济医院附属医学堂。此校在华从医已逾50年，又称南华医学堂或博济书院。

博济医院是中国近代设立最早的西医院，由耶鲁大学医学博士皮特·派克于1835年创立。经历半个世纪风雨，到了19世纪80年代后期，博济在时任院长嘉约翰博士主持下，已成为拥有博济医院、博济医学堂和明心盲人学堂等机构的社会综合公益机构。

从1879年起，博济医学堂开始招收女生，作为妇产学科的授课对象和实习医生。孙逸仙入学后，羡慕女生的学科优势，他向嘉约翰院长建议："学生毕业后行医救人，遇有产科病症也要诊治。学生获得医学技术，将来要对病者负责，所以应改变这种不合理的规定。"

孙逸仙从少年开始，长期在海外生活，接受英美教育，其思维和行事方式与内地同学很不一样，拥有现代教育界强调的人格素养与创新思维。从费城杰克逊医学院毕业的嘉约翰是开明学者，内心也主张按医学院标准系统培训学生技能。于是他顺水推舟，允许男生参与所有与妇产科有关的教学活动，不再避讳华夏传统，即男女授受不亲的刻板规矩。

妇产科课程由年方30岁，1882年从纽约女子医学院获医学博士学位的玛丽·尼尔斯担纲，她也是比中国首位医学女博士金韵梅高两届的校友学姐。所以，1886年入学的孙逸仙等博济男生，名副其实地成为赖博士培训下中国首批男性妇产科医学生与实习医生。

此时，从19世纪50年代主政博济医疗系统的嘉约翰博士，已经垂垂老矣，而赖玛西等年轻一代医学传教士的新思路、新作为，开始为博济系统的医疗与慈善服务带来新气象。比如，由赖玛西领衔主持的明心盲人学校，1939年举办了50周年校庆。这所在广州地区萌芽发展的中国第一所盲校，总计培训了

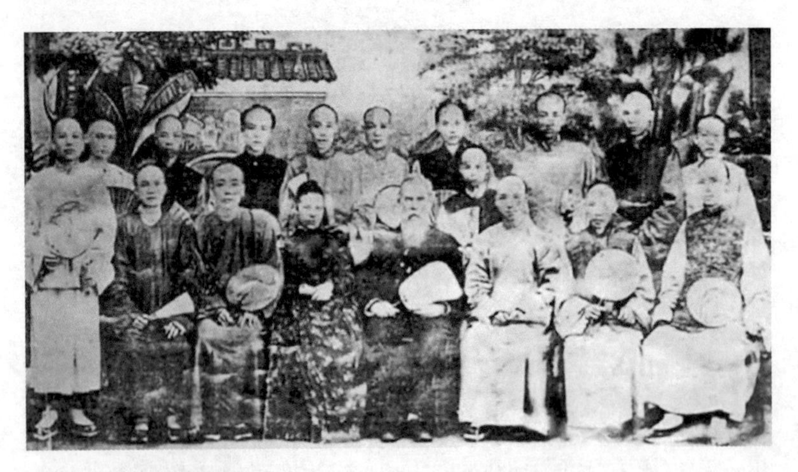

嘉约翰与他的博济助手们

行医不顺，反而直接加速了他反封建、反殖民，建立民国的人生和事业转折。

506名盲人，其中404名女童、66名男童、2名成年按摩妇女和34名成年技能男性。盲校一炮打响，当然也有孙逸仙在广州地区的影响力支持。

1892年，孙逸仙最终荣获香港西医大学堂医学博士学位。他随即在澳门大张旗鼓投资医疗事业：慈善赠医，开设诊所，设立药房，并在报纸上刊登行医广告。

孙逸仙运用现代文明工具，加强了信息传播的能量，包括妇产科在内的诊治项目，成为其主要医疗服务内容。作为刚出道的年轻大夫，他通过当地著名的镜湖医院免费赠医，树立乐善好施的亲民形象，以成功医案和医术口碑，为开拓自己的医学事业作铺垫。

但事与愿违，澳门当局以他没有行医执照为由，封杀了他的执业机会。行医不顺，反而直接加速了他反封建、反殖民，建立民国的人生和事业转折。1896年，即其弃医从政第二年，由孙中山领导的广州起义失败，他不仅被清廷通缉，而且遭香港当局驱逐出境。

1896年9月23日，清廷从当时先进的海底电缆通讯中，窃听到孙中山的行踪。10月1日，孙中山从美国纽约坐船抵达伦敦。他首先拜访恩师康德黎（James Cantline，MD）教授和曾任教务长的世界热带病先驱孟生（Patrick Manson，MD）教授，师生三人在香港西医大学堂期间，有着共同的理想愿望，即将“西方的医疗科学传遍全中国，以便减少人民的痛苦，延长其寿命，以及提高其卫生条件来增加其生活上的舒适”。

1892年7月25日的香港《中国邮报》（*China Mail*）刊载了康德黎院长对孙逸仙这届学生的毕业演讲，“经过五年的辛劳，

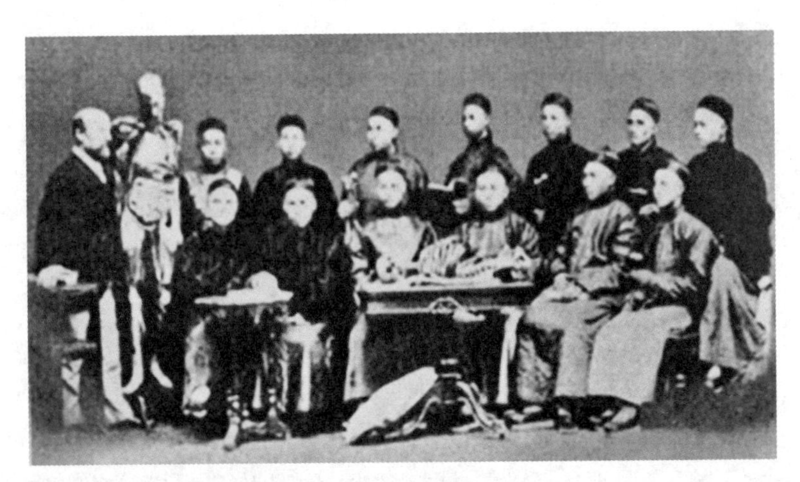

1893 年，康德黎与他的学生们

现在我们毫无保留地把我们的劳动成果无私地奉献给伟大的中国，因为在目前的中国，科学还鲜为人知，也没人懂西医；外科手术亦没人尝试过去做，只有巫师神婆横行，谎称能治病救人，害得成千上万的产妇枉死，婴儿夭折……”

康德黎教授的伦敦住地，距离清国驻英公使馆很近。孙中山的临时落脚处，在葛兰法学院坊八号。他每次与故旧前辈聚会，都要路过公使馆，但孙中山丝毫不避讳。刚开始革命事业的孙中山，以为在英国的光天化日之下，不可能有太大危险。这种想法多少受到康太太的影响，即“只要不进入清国驻地，应该就没有危险”。

谁知危险正在步步逼近孙中山！10 月 11 日，孙中山再次路过公使馆时，被清国外交人员强行拦截抓捕，拖入清国驻地。孙中山从窗口扔出求救小纸条，设法与康氏取得联系，但纸条根本没有抛到街上。孙中山的求救意图在仆人间传开后，基督徒女管家于心不忍，她将孙中山的求救信送达康德黎处。

于是，康、孟二位当年的医学院恩师，连夜报案。老师们多管齐下设法营救，他们前往英国外交部、《泰晤士报》报社，还通过参赞马格里寻求帮助。最后，英国首相梳士巴利下令，使馆必须释放孙中山，否则将驱逐清驻英大使龚照瑗，以及其他外交人员。

1896 年 10 月 23 日，孙中山终于获得自由。上述惊心动魄的细节，在孙中山最早的英文著作，也是唯一的纪实散文作品《伦敦蒙难记》中，留下了详尽记载。当年，此书一经出版，立即轰动欧美，威慑清廷。更重要的是，孙中山的这段经历，为辛亥革命播种添柴。

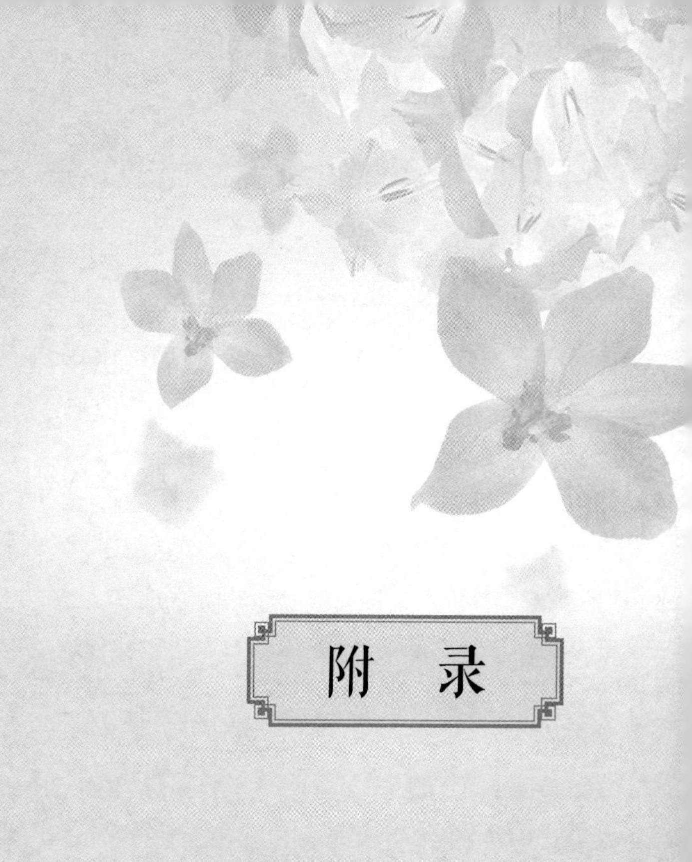

附 录

长眠庐山的博医会会长哈启医生

这是一种艰苦的、极度焦虑、责任重大、体力消耗巨大的生活。你必须一直在研究，一直在观察，一直在学习。你是大家的仆人，昼夜都要听从众人吩咐。你也许活不长，但你会活得很好，你会很高兴地活着。

——忠告（1）

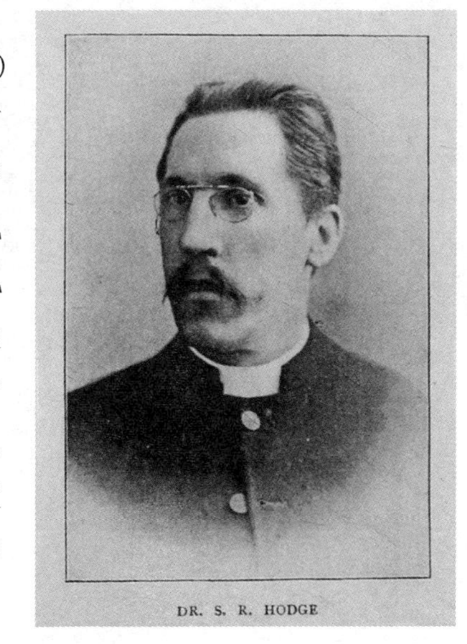

西德尼·鲁伯特·哈启（1858—1907）

作为医生，生活中还有一个重要角色，即许多秘密的承受者，生命密码的发现者。其他职业没有这样的机会，把快乐和安慰带去人类的心灵。许多人把希望寄予你，许多人将信任给予你，如果你使他们失望，将是灾难！记住，他们的信任是神圣的，他们的秘密是他们自己的，你没有权力向别人展示你所知道的一切。

——忠告（2）

现在站在我面前的许多年轻人，不久就要选择一生中的职业了。如果让我向你们推荐一个伟大职业的话，我毫不犹豫地说，你们国家目前最需要的，是一批训练有素的医务人员。

当你想到每年有成千上万的儿童死于疾病，想到许多中国妇女正在遭受可怕的病痛，想到去年夏天这里惨遭大瘟疫的蹂躏，以及那些小毛小病因缺乏治疗而变成严重疾病的时候，你不得不承认这种需要非常伟大。

你们中的一些人，可能希望将来成为伟大的将军、官员或者富有的商人，但是请相信我，比这些职业更好的，是成为一名伟大的医生。一个人的一生不能以敛财为目标，而要以拯救生命为目标。

比金子和财富更珍贵的，是人民对你的祝福，母亲们为你祈福，因为你将他们的儿女还给了他们。饥饿的孩子们，将高兴地向带来面包的圣人欢呼。如果一个国家的财富，就是指它的人民，那么你们将是这个国家最重要的成员，最伟大堡垒的建造者。

这是一个有价值的目标，也是一个崇高的志向，我真诚地希望你们中的一些人，从今天起就可以把目光转向它。

——在武汉大学前身布恩（BOONE）学院的演说（1906 年 3 月）

一、悼念哈启

长期担任上海仁济医院院长的笪坦文博士，在 1907 年 9 月的博医会报上，特别撰文悼念自己的同行：

西德尼·鲁伯特·哈启医生是一个坚强、正直、勤奋的人，拥有罕见的天赋、均衡的科学头脑。他为自己制定了标准，他的工作、病人、周围环境都是最好的，没有比这些更令他满意的了。当然也不可避免地带来压力，引发他的紧张，这在很大程度解释了他去世较早的原因。他不允许对中国人采用不成熟的治疗方法，他的目标是质量而不是数量，他要求严格执行治疗的方向和底线。为此他提高了中国中部地区的医疗工作水平，他的影响将持续多年。

记录出诊病例、照顾住院病人、坚持晚上写病史、用眼底镜仔细为病人做检查，使哈启对各专业科目有了全面而广泛的了解，为准确诊断和治疗奠定基础，也激发起患者对康复的信心。哈启对诊断的关心，以及弄清病因真相的决心，对他身边的员工充满鼓舞和力量。

哈启的论文经常出现在博医会报上，所有的文章都有全面且前沿性的回顾。他领先于时代，并有幸看到，由他提出的许多设想成为事实。其结果是，他不仅实现了培训中国护士、在“男医院”引进训练有素的女护士，还用英语对中国学生进行医学教育——这是多年来他一直关注的问题。尽管一再出现不尽如人意的事情，但他还是在有生之年，看到希望成真，建立了医学院。他将汉口地区的年轻学生，送进中国最先进的上海圣约翰大学医学院，一直承担培养经费，对他们寄予厚望。

当然，哈启也一直努力使医学科研处于领先地位。在担任博医会会长（1901—1903）的演讲中，他积极呼吁在医疗传教中进行科学研究，并展示各种可行性。他说：“这样的工作，如果做得准确出色，将拯救数百名到我们这里来求助的生命。对本地医生的培训必须认真开展，以便将来可以安排适当的位置去拯救数千人。我们来这里是为了拯救生命——肉体的生命，并通过它拯救生命中的灵魂。”

他的完美主义给大家印象深刻，这表现在各种事务中。“要建医院吗？那么方案和材料，家具和床上用品，必须是最好的。现代英国医院就是理想目标，不用任何次等的东西。为人治病吗？那么在实施治疗之前，必须彻底检查，不管病人是谁。”

一位病人说：“因为不知在何处引起发烧，我很快就成了他的病人。他对我发烧的原因，虽然没有太大的在意，但也没有往我的喉咙里塞进 20 颗奎宁药片！”他不喜欢挤满病人的诊室。如果需要的话，他会很快处理病案，把病人送走。但是，除非他彻底地对病人做了检查，否则他决不会满意收工。因此，许多未被发现的疾病就这样被检查出来，并得到控制，而他自己也在其他医生不重视的领域，成为专家。

伤口要包扎，体温要测量，脉搏要计数，所有的症状都要记录下来，绘制成表格，所有的症状都经过认真思考。他的另一个特点，是直言不讳。他是个备受关注的人物，态度有些严厉。无论在私下还是公共场合，他从不害怕吐露真言。尖锐的意见和充沛的情感，使他成为争辩或讨论时的主力，许多人因此而退缩。这种严厉的做派，解释了为什么他的绰号叫“阎王”，或称精神世界审判者。但必须补充说明的是，“他的外表像阎王，但他的内心像观音，是中国最慈悲的女神”。

他讨厌任何近似伪善的东西，他会说：“胡说八道！都是废话！”他积极、自信的态度，毫无掩饰。他的内心深处，却有着温柔的本性，不厌其烦地去了解。“无法理解一个手这么大的男人，怎么会有这么温柔的触摸？”人们对他严厉外表下的温柔，感到十分惊奇。

朋友们确信，任何困难都能得到他的帮助，人们相信他不会辜负信任。虽然生活和工作中，都有不堪的回忆，所有家里遇到过麻烦的人，都满怀深情地记得他尽其所能帮助别人时的同情、耐心和技巧。

对医疗使命中应该做什么和不应该做什么，他有确信的想法。对他来说，医院不是用来培养皈依者的工厂，而是基督之爱的最高表现形式，灵魂的疾病从来不会被忘记。但用低劣的设备和知识来处理这种病例是可耻的，那是欺骗粗心大意的灵魂。

哈启确信，“传教医院必须首先是医院，不能让精神工作的需要影响医疗的真实性和信誉度。我们竭尽全力医治肉体疾病后，当然也在寻找拯救灵魂的机会”。在一次演讲中，他自己提出这个问题，并回答了“传教医生是什么”这个问题。

作为一名医生，他获得了至高无上的尊敬。不仅受到医疗传教士的尊敬，而且受到基层医生的敬仰。基层医生遇到棘手病例，经常向他请教，因为他基本上是所有人都可以向其咨询的。他的专业能力让他获得很高的地位，无论是在湖北，还是在整个中国中部地区。他曾是博医会主要成员和会长，没有比他更值得信任的医生了。

但是，哈启所患的严重疾病给他带来了很大的压力。有人听到他说，如果发生了什么事情，我将不得不责怪我自己。他给了这句话一个新的含义：他为我们的疾病负责，承载着我们的悲伤。多年来，他独自承担着这个责任。

为了救一个工人的性命，他从不吝惜自己的生命，结果往往自己遭受了痛苦和疾病。比如有时他被叫到乡下，尽管自己的健康状况不太好，有时还遭遇雨天，道路泥泞难行，或者在夏天最热的时候。他把极大的不便留给自己，直到所关爱的人渡过难关，减轻了恐惧。

他在专业会议上的演讲很有效果。他坚强的个性给大家留下了深刻的印象。他说的话即使没有赢，也总是很有分量。他是个很好的辩手，他研究过辩论的规律，经常通过严格遵守规律来击败对手。像多面的宝石一样，他的价值在许多方面闪耀出来。

回首过去，我们可以看到，在他所有的能力中，也许没有人比他在疾病预测预防方面更有能力和功夫。从强有力的爱的拥抱，以及“不，我的孩子，你不能做任何愚蠢的事情”的叮嘱，到医疗委员会或宗教会议上的战斗，他的远见卓识和丰富经验，使他成为反对不切实际和不合理计划的坚强堡垒。

自从他去世以来，我听到的最深沉的叹息之一是，“那个能意识到我们复杂机器的某个调节器被偷走的人，走了”。并不是说他从不出错，但他出错的次数，比大多数人都少。

尽管他天生沉默寡言，也不喜欢所谓感情外露，但还是热情待人。他身上几乎没有怯懦的伪善，他是个有见识的人。总之，是一位真正的医生，他从不忽视任何对病人有益的事情。

二、受教英国

1858 年 8 月 21 日，西德尼・鲁伯特・哈启出生于伦敦。父亲西德尼·布莱恩特，母亲赛琳·斯科蒂·哈启。从19世纪60年代起，每个礼拜天，哈启都会站在早餐厅的扶手椅上，把靠垫摆在椅背上，再放上圣经和赞美诗。他将此作为讲坛，对一小群听众布道，听众包括弟弟、女佣和其他人。

哈启很小就受洗皈依上帝，他在里士满的一所小学校读书，善踢足球，全校闻名。1875年，他入读新创建的雷斯中学，颇多故事。一位熟人曾记载："作为一个学生，他勤奋努力、果断谨慎但不算才华横溢。他常被严重的头痛困扰，经常在头上围一条湿毛巾，站在高高的课桌前，旁边放一杯浓咖啡。他的学习方法系统且有条理，课本的边边角角，都写满笔记。"

哈启是雷斯校报半月刊编委员会成员，这是一份学生自己编辑的刊物，哈启曾任这份校刊的主编，同时他还是雷斯文学社的秘书。从初三起，哈启的成绩上升到年级第五名，是首次阿特金森圣经获奖者之一。在他的书房里，可以看到装帧精美、饰有著名纹章的奖品。

但他被许多人牢记，却是作为一名运动员。显然，他是体育社团中有影响力的成员之一。一位曾和他同事的委员说："我记得一个和我同龄的大个子，只敢在哈启缺席的会议上，表达显示勇敢的独立情绪——关于叛乱威胁等话题。当这种话题在下次会议上再次出现时，队长哈启不以为然，只要说半句鄙夷的反对意见，叛乱分子就泄气了，真是滑稽可笑。"

在学校的体育比赛中，哈启成绩突出，赢过跨栏、短跑，还擅长举重。他在体育方面赢得的奖品，装饰了他在中国的屋子。他参与板球比赛并获得胜利，成为最初11人的队长。但是他最擅长的还是橄榄球，是一个很好的边后卫，对比赛各个环节，几乎都一样熟练。他的速度很快，这是极大的帮助。回忆起来就像昨天刚刚发生过一样，他轻快地绕到对方背后，跑到球门柱前熟悉的地方，在那里，他总会在需要射门前，得意扬扬地接到传球。

哈启曾得意地告诉大家，在雷斯足球场上如何制止无赖。在与外校的一场比赛中，客队的一个特殊队员显然已经下定决心，设法使对方几个主力失去战斗力，减少己方失败的概率。此人某种程度上已经尝试了这个胆小的阴谋，但没能逃过哈启队长敏锐的眼睛。显然已经轮到让哈启队长摔倒的瞬间了，但哈启的反击比对手快，当对方再次低下脑袋疯狂冲撞时，被哈启截住了，他把那家伙拦腰抱住，从肩上甩出，让那人看看自己能否再爬起来。

当然，这仅仅是他在雷斯生活的一个侧面。在这孩子身上，正如后来在他成年以后的身上一样，有一种特殊力量。这种力量常常表现在对胡言乱语，或哈启认为是胡言乱语粗暴言行的不耐烦中，"学校里迟到的男生多得不成比例，他们的性格是在别的地方形成的。如果这样的孩子占绝大多数，学校就会糟糕，即使校长及其下属教师的智慧也无法完全改善之。让哈启这样异常强壮的男生出任学生会主席，全心全意地站在好的方面，这对学校来说真是好事。善良的、文静的、心肠软的孩子，是完全不适合扮演哈启这种榜样角色的"。

从第二个学期起，大男孩西德尼·鲁伯特·哈启在学校公寓，也很快表现出了坚强的性格。校长莫尔顿博士很感激他给学校的服务，很高兴自己有了一小群"级长"，他们开始帮助他实现许多不可能的事情。1878 年，鲁伯特·哈启成为高级"级长”，他原有的力量因其精神生活的优雅而深化，变得更有影响力，责任感比以往任何时候都要强烈。他深深知道老师需要其协助。

“我清楚地记得，他曾告诉过我，如果有一个职业是他想逃避的，那就是医生。”一位老同学这样回忆过哈启，“好像一起严重事故，六岁那年他从马车上跌落下来之后，他说我要做牧师。”

在雷斯的时候，他已经成为当地的传道士，名字被特维德尔牧师（Rev. W. J. Tweddle）列进布道计划里。星期天，如果哈启不在宿舍主持学校的祈祷会，就常常去剑桥周围的乡村布道。但他很少一个人去，总是带着一个需要帮助的男孩。这样可以使弱者坚强，胆小者勇敢，或者引导犹豫不决的人做出决定。

离开雷斯的时候，他最直接的意图就是做“福音牧师”。他通常不在宗教狂热者的激烈集会中，而是在安静的会后，努力把那些焦虑的人指向救世主。没有人比他更相信“趁热打铁”了，他不止一次这样说。在祈祷会的演说后，或在每次分享会后，或在穆尔顿博士学期末的最后一个礼拜日布道之后，哈启总会适时寻机引导听众。至于他是怎样平静、忠实、温和地对待这些迷失羔羊的，许多人都可以作证。

以其在中国为例，当人们谈论鸦片瘾和对鸦片的嗜好时，此刻的哈启特别渴望成为一位能够赢得灵魂的牧师，并期待为此而奉献终身。他说：“要为他们花钱，钱值得花在此处，救世主还不知道他们的存在。”他有使命感，并希望在中国人身上证实这种使命。

为了更好地做福音牧师，他一直待在雷斯，在穆尔顿博士的指导下学习各种知识，尤其是希伯来语。穆尔顿博士对他的影响是无法估量的。哈启多次在公开场合地提到穆尔顿博士对他的启发，领会学习方法，谨慎、细致等处事态度，以后都成为哈启鲜明的性格特点。

在雷斯的最后两年，哈启为自己所期待的毕生工作做了具体的准备，然后提出担任牧师。他不仅带来了穆尔顿博士、詹金斯博士的赞誉有加的证明信，还带来雷斯所有朋友的赞扬，他的要求被接受，他被派往里士满。

有一天，在中国内地生活了17年的大卫·希尔牧师回到里士满，向那些被卫理公会选为基督见证人的信徒，恳求为远方的那个贫穷的国家提供帮助。他展示了摆在学者和医生面前各种可能的帮助形式，特别是对医生的迫切需求。在充满人道主义的声音里，哈启听到了神的声音，眼前升起了新的服务观念。

他原以为传道是他毕生的事业，现在公布的讯息，对他更有吸引力。在他的有生之年，他看到救世主必须首先对盲人、聋哑人、瘫痪者、行动不便者、肮脏的麻风病人、发烧的病人有所关爱。虽然医生是他最不喜欢的职业，但当召唤来临的时候，这就是回答：主啊，我看见你的脚步。我跟随着你，无所畏惧，不辞劳苦。

获得医学院奖学金后，哈启为了去中国传教的需要，在伦敦医院里，正以上帝的旨意，在基督的命令下，用自己的生命为代价做准备。六年学业过程中从早到晚，有时甚至在夜间，他都在医院里学习，几乎没有闲暇去听那些让他心驰神往的讲道。他做事的决心和坚强的意志，正如他生命历史的任何部分一样。

担任住院医师期间，他在基督教协会工作，并以完美的方式帮助了几个被他和蔼的举止和音乐才能所吸引的同学。当他在解剖室里的时候，脏话从解剖室里消失了，当他出现在告别宴会上，脏话从宴会上消失了。周末他回到了雷斯，利用星期天下午和那些有着新思想的男孩们交谈，在那里他经常遇到一些嘲笑宗教的人。他会说，男人想顶天立地，就必须彻头彻尾投入。宗教生活像温度计一样忽上忽下，是完全不够的，一定要真正地投入进去。

做医学生必须全身心贯注于专业训练，但哈启还是设法这里挤一点、那里抓一点时间，读圣经、做祈祷，“否则我的精神生活，将不可避免地萎缩和死亡”。他在伦敦医院上医学课程，同时兼任住院医生和家庭医生。获得学位后，他于 1887 年 1 月 20 日，在伦敦霍利帕克教堂被任命为卫斯理公会牧师，同年春天被派往中国。

临行前，哈启与贝茜 · 盖迪小姐在布里斯托尔的科塔姆教堂结婚，穆尔顿博士和乔希亚 · 巴纳姆牧师主持了婚礼。此后，哈启与贝茜 · 盖迪小姐一起生活了二十年，在各种各样的工作中，盖迪小姐都是哈启最忠实的助手。

如果不提家庭生活，任何评论都是不完整的。一个在哈启家里住了几个月的人写道：在家庭生活中，医生处于最佳状态。他是一个和蔼可亲的慷慨大方的主人，他对音乐的热爱，尤其是赞美诗，常常给我们带来愉快的夜晚。对新来的人来说，医生的家是摆脱抑郁的避难所。哈启和夫人刚到中国几周，当地一个伤寒病人就接受了他们为期六周的护理。

从那以后，不知有多少人在同样不幸的情况下得到了类似的庇护和照顾，甚至比在他们自己的家里还好——无论疾病、悲伤、痛苦还是快乐，年复一年，月复一月，一直到现在都是一个理想的家。如果在中国没有做其他事情，那么在家里给予许多人友好的款待、关爱的兴趣和友好的忠告，以及在那里产生的良好影响，这些年也是没有白白浪费，也可算医疗传教的成功案例。

获得赴汉口的任命时，哈启写信给盖迪小姐："前段时间，我的道路还在黑暗中，不知道该做什么，现在一切都豁然开朗了，我情不自禁地欢呼：主啊，我们已经准备好了，我们已经把自己交给了上帝和上帝的工作、国王的紧急命令。让我们从今天开始，期待着那份工作，我们主人的辉煌工作。我们必须振作起来，期待着为他的召唤服务终身。主的召唤已经下达，我是那么欣慰，我们已经准备好了。"

三、执业汉口

基督教入华早期，医疗占据了重要的位置。到了19世纪后叶，教会不仅打破种族偏见、阶级偏见，在文化开放方面也发挥着令人注目的影响，促使许多封闭的领域打开了大门。这些来自他国异乡的信徒，通过传教之旅侍奉上帝，他们工作环境恶劣，还经常遭受疾病危害和生命威胁。

医疗传教最有说服力的理由是，成千上万的生灵，每天都在忍受着可怕的痛苦，而这些痛苦是可以通过医疗减轻的。中国医师在鼻子上戴个大大的深色眼镜，屋外挂块招牌，看似神秘，其实他们中有些人是因为做其他行业失败了，转而投身医疗，以期在此生存。

那些人用粗笨针刀实施眼睛手术，怀疑西医的人不妨比较一下，就能重新认识西方医术的必要性。那些中药铺或药店中的药物，可以一种眼药膏的成分为例，中国医师的治疗配方如下：毛毛虫皮、植物油、受惊蛇的唾液以及蜘蛛。他们声称以上配方保证能治疗任何眼部疾病！据估计，每天至少两万四千中国人死于疾病。果真如此的话，就不用说太多了，假如附近有西方医生，相信有一半的生命可以得到挽救。

1862 年，皮特・史密斯博士开创汉口卫斯理协会的医疗工作，后来由哈代博士和兰利博士接管。1887 年 4 月，哈启医生抵达汉口时，原来的医疗设施只剩下一张旧手术台和一个药柜了，所以他只好重新创业。

教会允许传教士自由地制定个人计划，并往有兴趣的方向发展，人人都要自力更生。因此，对新来的医疗传教士也相当开放，他可以随心所欲地开展工作。客观评价哈启在汉口的医疗工作，必须清楚这一点。

新来的医生到达中国，首先开始学习汉语，几乎每天都有中国老师陪同一个小时或更长时间。但是太多的急诊，太频繁的呼叫，太多需要关注的杂事，诸如此类的事情使哈启没能学会他最向往的汉字读写。

但是哈启学到了更好的知识，他的方言口语，说得比自己期望的还要准确。他有一套很实用的词汇，可以用中文布道和提供服务，让听众获益。然而，他从未获得过使用书面汉语的自由，他比任何人都更能体会到这一点。因此，他总是努力为后来的年轻人争取一年或更长的学习时间，让他们不会受其他工作的打扰。

关于医疗传教的故事，在此没有必要面面俱到地阐述，但卫斯理医疗协会在湖北和湖南的工作，哈启的名字必将永远位于历史的显要位置。从 1887 年到 1907 年，工作整整 20 年，在此期间变化巨大！哈启在医疗上，体现了与足球场上一样引人注目的坚韧不拔的特征。

普爱医院形态演变表

医院形态	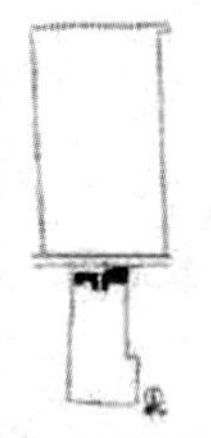	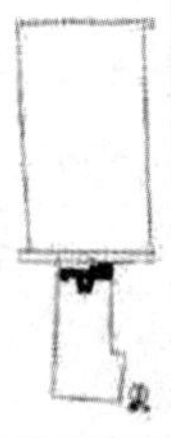	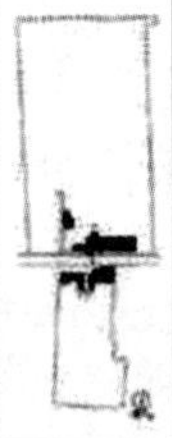	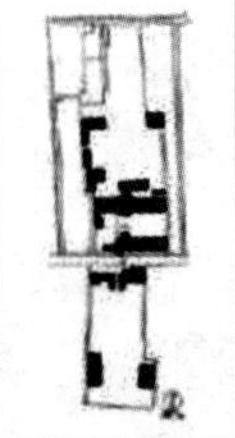	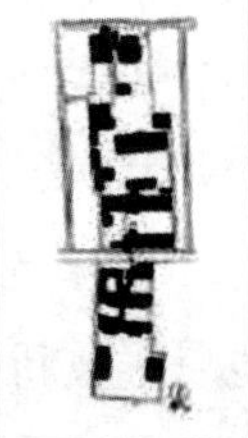	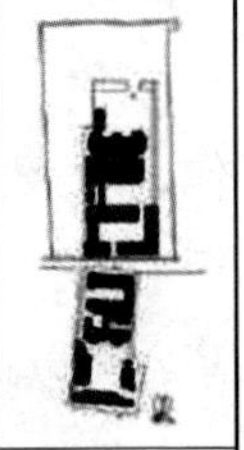
时期	1866	1888	1890	1909	1937—1951	1951 年后
历史沿革	新式医院房屋落成开诊	女医院在原址建成	新建男病院	新建手术室、化验室、男护士教学大楼	扩建男院门诊部，扩建女病房“工字楼”，开办普仁护校	医院经历战乱，外籍人员离开医院
医院规模	男病床 12 张，女病床 8 张	女病床 40 张	男病床 20 张	男病床 90 张	床位 100 张	
功能	候诊室、药房		候诊室、药房	除候诊室等	除原有功能	建设新的门

聂飞:《武汉教会医院的源流、演进与社会动因研究（1864—1953）》，华中科技大学硕士学位论文，2016 年

如果是在伦敦的医院行医，度过一生是多么轻而易举！但哈启从抵达汉口教堂祈祷室的一刻起，就觉察开展工作的难度

非常大。所幸大卫·希尔牧师以前购买了大片土地，为开展医疗传教工作做了前期准备。哈启必须掌握建筑技术细节，确保每一个托梁、大梁的安放，砌的每一块砖都精准无误。

不久，一栋新病房建成投入使用，因为建设资金是哈启和一些与科瑟姆卫斯理教堂相关的朋友们筹集的，这个病房被称为“科瑟姆病房”。以后是“雷斯病房”，由老莱伊西亚人捐建。就这样，一栋栋的楼房逐步建了起来。在医院祈祷室，许多病人在那里听过福音，许多宗教会议在那里举行，还开设过许多社会课程。此外还有诊疗室和药房，这些建筑为门诊工作提供足够的空间。女子纪念（Jubilee）医院建成时，哈启感到万分欣喜，他看到了自己医院将来的景象。

从 1902 年的医院报告中，可以进一步了解到，他们还建造了一个新的手术室和实验室，以及可以容纳二十多个病人的两个新病房。医院不断发展，如今已经是一个设备齐全的大型医院，拥有细菌学实验室，屋顶上有抽气机和新鲜空气管，是当时中国中部地区拥有现代化设备的最好医院之一。完成这一任务绝非易事，医院被命名为“哈启普爱纪念医院”，将作为他的纪念碑，全都由哈启构思、设计、募集资金，并完成了这些医院建筑。

哈启将毕生最后一栋楼建成后，举行了令人难忘的开业典礼。英国总领事从中斡旋，请到了 18 位身着官服的清政府官员出席，其中有一个代表是湖北总督派来的。这些人都参加了基督奉献仪式，听到了阿诺德·福斯特牧师美妙的祈祷。这与 1887 年哈启来到汉口那天所见景象形成鲜明的对比。对一个成功的医学传教士来说，这些建筑是重要的，而且确实是不可或缺的。

在评估传教实效时，哈启另有判断："在我们看来，一家医院真正的成功，无论是从医学上还是从福音主义的角度来看，最好用前来就诊的人数来衡量。门诊工作总是或多或少的不尽如人意，但就诊人数的增加，意味着对我们信任度的增加，以及人们受到福音影响机会的逐渐增加。"哈启谦逊又自信，"由于其他医院名声远扬，汉口的外科手术名单显然不够"，但此类传闻已成历史，现在看来不必介意。

以 1889—1903 年为例，医院共施行麻醉手术 579 例，收治住院病人 1 156 例。其中大约有 100 多人得到撒马利亚医疗救治基金的赞助，这个基金是哈启医生用捐款建立的，目的是为所有无力承担医疗费用的患者提供免费治疗或衣物。

只要用心，医务人员都有机会为穷苦人服务。在中国，特别是在像汉口这样繁华的城市，这种机会倍增，或者说，到处都是贫穷可怜的人。汉口有大量的贫穷可怜人需要获得救助，可怜人群即流离失所的中国人，他们一无所有地冲进医院。

其他病人包括来自总督开设的官办棉花厂或钢铁厂的工人，每当那里发生严重事故，伤员就被带到医院接受庇护和细心护理。一般而言，他们大多数人属于中产阶级，有能力支付自己治疗期间的费用。

20 年里，医院总共完成诊治 11 521 个复杂新病例。为患者减轻了多少病痛！有多少人获得了新生！在这些年里，哈启的首席中国助理叫陈敏春。两人关系非常密切，哈启信赖他，认为他是一个好帮手。哈启医生喜欢讲述自己生病卧床的情况，探望他的人很多，关心他的也不少，但只有陈敏春一人，会眼含泪水哽咽着跪在地上，为他早日康复而祈祷。他把这个小伙子的精神状态当作测试自身病情的测量计，“当我病情恶化时，我能听到他精神上痛苦的呻吟，当病情好转时，他就很开心”。

很长一段时间里，在汉口医院训练英国式护士，是哈启的伟大理想。然而某些人认为，此事在中国行不通，尽管这样做的好处所有人都认可。当然，理想最终变成了现实。1903 年的医院报告里记载：“今年的另一件喜事是，实现了一个长久以来的愿望，一位训练有素的英国护士来管理我们的中国护士，并成为我们的第一个护士长。”正如所预料的那样，她的到来不仅没有造成任何麻烦，而且为我们的护理服务做了很多改进工作。她每天都可以自由进出病房，医院助手和护士都愿意承认她的权威，并在她的指导下工作。

已故中国牧师罗玉山曾是医院的患者，他对住院期间所受到的照顾深表感激，曾讲过最后的箴言，医院最好有一位英国女护士，有她在病房里，所有的不恰当的言行都会被阻止，没有人敢对她说什么的。罗玉山称自己是一个中国人，了解自己的国民，不管一个中国护士做得有多好，患者都理所当然地认为她这样做是为了报酬，但是当一个英国女士离开她的家庭来到此地照顾患者，大家确信她是为了爱。

哈启医生意识到在普爱医院病房训练中国护士的可能性。护士不应再担任苦力的工作，而应该具有真正的护理精神，即渴望通过自己的工作，去帮助减轻他人的痛苦，自己则可以忍辱负重。因此，哈启积极参与护士培训，到他去世的时候，医院已经配备十几名护士，穿着特殊的制服，衣袖上印着红十字徽章。

现在看来，有两个工作让哈启倍感压力，他经常私下里提起，在传教士委员会也至少提过一次，“现在迫切需求建‘不可治愈者家园’，收治那些无法治愈的患者，让他们在这里得到照顾和关爱”。他很愿意关爱无法治愈的患者，能设法减轻其焦虑和痛苦，使其获得安慰。

另一个压力是“护士之家”。在他生命的最后几天他说过：“我这样努力地工作，是因为我非常希望能把‘护士之家’建成，但我做不到！资金总是短缺，财政总是不堪重负。”

在汉阳建立分院后，医生在助手的陪同下，每周至少去一次。此外，每周还要横渡长江去武昌一次。哈启医生每周到武昌诊所工作一次，当地牧师把这一天当作大事，将他前来为中国人治疗，作为教会传递的主要福音。

在武昌传教大堂入口处，可以看到一位曾经反对基督教的妇女，因基督医生而获得了新生，这是诊疗所的最初成果。当年很少有医生到汉江上游四十英里外的另一个叫汉川的分院去出诊，以后这里的诊所也成了汉口医院分院。

为了周末的出诊，哈启牺牲巨大。匆匆处理好周五早上的病人，走十五英里赶到慈天，在那里他登上船，船上装着随身被褥，他必须在船上睡一夜。船工逆流而上二十多英里，在星期六中午之前，把他送到 60—89 个病人中间。

礼拜天是神圣的日子，大家虽已身心疲惫，但礼拜和圣餐之后又恢复了元气，准备好继续迎战艰辛的工作。比如，走乡村是一件非常愉快的事，哈启会深情地握住某个年轻人的手，严肃交谈，讨论个人健康，包括身体健康和精神健康，并建议适当的补救办法。除了讨论重要问题，大家还愉快地回忆学校和学生时代的往事。晚上，他登上小船尽可能多睡会儿，周一早上赶回汉口后又有很多病人等着。这是一段艰苦的时光。哈启同时照顾着几家诊所和一家医院，但他身体很强壮，并为此自豪。他喜欢谈论自己的运动生涯，并且为他健康的身体、发达的肌肉，感到高兴和自豪。

有一次，他从汉口去楚安，刚过中午就到了天台，又累又热，但是抬凉椅的苦力预计有山洪暴发，乘船前行已无可能，他们狮子大开口，大幅要价。哈启等人拒绝了，假装不畏艰险地举步前行，但没有苦力降价叫回生意，结果硬充好汉变成踉踉跄跄。夜幕降临，黑暗笼罩四野，根本不知道身在何处。最后大家只能停下，坐在坟堆上，周围静悄悄的，连一声犬吠也听不到。仆人陈敏春跌跌撞撞去乡间寻找来一盏破旧不堪的灯笼，靠着它安全抵达目的地，众人走到双腿疼痛。

还有一次，大家穿好衣服，正坐下来吃早饭，船底的一块木板突然被水下的木桩划破了。勉强撑到岸边，船就沉了。剩下的钱只够租一艘小舢板，倾盆大雨中，沿着湍急的河流划了一整天，天黑加上身无分文，除了连夜步行二十多英里路赶回武昌，别无他法。只剩一听牛奶和一罐咖啡，还只能用手抓着吃。午夜时分，平时对细菌深度恐惧的哈启医生，不顾别人的嘲笑，趴在岸边，大口喝着浑浊的河水。

哈启每周的工作计划是：每周有三四个上午，从事与汉口医院有关的诊治工作；周二去汉阳，周五在武昌，周四在古田。除此之外，他还负责管理女子纪念医院，并在他负责的每一家医院，每周都要做几次手术。这是他精力最旺盛的时期，他每天匆匆地从一个诊所转到另一个诊所，从一个岗位转到另一个岗位。

哈启一直与女子医院保持着密切的联系，对医院的发展非常感兴趣。他是医院的出诊外科医生，为了纪念他的小儿子，他在那里支了张小床，随时准备给予需要的人以同情和帮助，他还为医院的发展或规划提供建议。他对待病人非常温和，甚至妇女和儿童患者中最胆小的，见到他也很快就不害怕了。一位参与大手术的护士说："我不在乎哈启博士是不是外科医生，我觉得他就像我的父亲一样！"我们女性都是这么想的，他给我们带来了信心，平息了我们的恐惧。对中国女护士，他总是彬彬有礼，和蔼可亲。即使在可怕的考试时——这是她们一生中最大的考验，她们也不怕他。

他也能在儿童病房里找到极大的快乐，孩子们喜欢用愉快的欢呼声迎接他的到来。看着他给孩子们体检，也是一种学习过程。他对孩子们的触诊是那么轻柔，而且检查十分彻底。即使他是为其他事情来医院的，也几乎每次都特意要与孩子们交谈。

哈启刚来中国几个月，就遇上拇指关节坏死，需要动手术。手术由他的朋友吉利森医生操作，基于健康状况太差，吉利森医生安排他到九江的山上去疗养，但最终大拇指还是残废了。但令人惊讶的是，这双缺少右手拇指关节的手，竟然成功施行了这么多手术。两年后，他的脚趾也发生了类似问题，同时他还患有其他慢性疾病。疾病一直影响着他的健康，他老想去芝罘治疗，抱着活下去的希望。但他太虚弱了，不能站立，生活也不能自理，一直由博登牧师和医院护士照顾他。

一边有传教士同伴的健康问题，沉重地压在他身上；另一边，中国人的多重疾病，也使他不堪重负。但那个时候还没有庐山牯岭疗养院，他习惯了闷热的夏天。他有时候会去乡村旅行，兼做福音与医疗之旅，住在武昌基督徒家里。村里人听说西方医生来访，常常以村民代表团的形式登门拜访，并安排他们每天的行程。

村里集会的空地上黑压压地挤满了人，周围到处是由东方恶劣气候导致的、没有得到及时治疗的可怕溃疡、眼膜炎、巨大肿瘤、足部坏疽、麻风病、疟疾、风湿病，还有其他各种各样的小毛病。

哈启给病人开药或做简单的手术，其他人就去与村民聊天。最后，同行的某个伙伴会做一个关于博爱精神的简短演讲，博爱是所有的医疗工作和传教工作的主题。但也经常会发生一些令人沮丧的事，比如以前对传教士很友好的村庄，说不定这次村民会用石头驱赶洋人。——即使哈启曾通过截肢手术救过这里一个村民的命，精心护理此人好几个月，让他恢复健康。

这种经历当然不是主要的，哈启的工作主要与医院有关，即使医院有了同事，他都习惯称“我的医院”。那里悬挂着一块装饰精美的匾，这是当地最高官员张之洞送给医院的，以表彰医院的治疗成就。

某日一个年轻人被送到医院，他是外地来的商人，生意兴隆，蒸蒸日上，但所患病情严重。此前他看过很多中医，花了很多钱，病情不但没有好转，反而越来越糟。虽然他有基督徒亲戚，但没有受到基督教影响。他在医院经过精心治疗和细心护理后，痊愈获救。更可喜的是，他的心被感化了，皈依了基督教，此后成为优秀的基督徒和最有影响力的传教士之一。

穷人最爱哈启，有这样一个例子：寒冷的冬日里，人们在街上捡到一个衣衫褴褛的小男孩。小男孩老家在河南省，没有父母没有朋友，是无家可归的乞儿，处境非常可怜。他从老家来到汉口，病倒在了医院门口。他被送进医院，得到了很好的照顾，几个星期后痊愈，现在已经很壮实了。

有一天，一群人聚集在汉水岸边，一个粗野的苦力正振振有词地讲述着什么，他目光闪烁，但没有怒气："我告诉你们，在中国没有一个外国人能像哈启医生那样高贵。""你怎么知道的？"人群中有人问。"我怎么知道的？因为在我即将病死的时候，是他救了我的命！"那双正在做手势的粗糙的手拭去了眼角的泪水。

哈启受人爱戴一点也不奇怪，对成千上万的中国人来说，他是治愈创伤解除病痛的使者，对许多人来说，在那座充满博爱的医院里，那温柔的、充满爱心的关怀是通往天国的大门。

四、人生终点

对于一个生活中总是与工作压力过大和健康不佳作斗争的人来说，这些话带来了平静和强大的力量。"这是一个人必须面对的事情之一，总是感到疲倦"，有人听到他说。在以后的几年里，他几乎总是带着一种疲倦的感觉继续前进。事实上，甚至那些直到最近才开始执行任务的人几乎都无法意识到他在中国早些时候所经历和忍受的一切。

有一段时间，特别是他第二次从英国休假回来以后，他的健康状况让我们感到非常焦虑。谁能说出他欢迎女儿多萝茜到来的时候是多么高兴，或者说在那么多年的分离之后，他是怀着怎样的喜悦盼望女儿跟他一起进行教学和培训啊！哈启携夫人顺江而下到上海去见女儿，人们盼望这种变化以及家人的团聚会创造奇迹。在那之后，谁也不会不注意到这个家庭在中国再次团聚所带来的那种宁静、平和与满足。没有那个小家伙，这个家庭不会那么早聚拢在一起。

但由于极度衰弱，他反复患病，大家都感到非常恐慌，因此为他做了几次认真检查。对检查的结果大家意见各异，最后会诊专家断言他的器官是健全的，基于这个观点，他的亲人为他寻找一些休息的机会。

于是，他再次到上海参加医疗协会的会议。他积极参与了所有的会议，也出席了在上海举行的大型会议，并至少作了一次发言。为了给白天的讨论保存精力，他没有参加任何夜间的会议。关于讨论，他写道："这次会议开得很好，很鼓舞人，但有些仓促行事；他们倾向于中国教会的未来是公理会，我认为，对联合的热切渴望使他们在某些事情上走得太快了。"

这是1907年5月17日写的，此时，他已经在汉口重新开始工作。6月里，他不只对一个人说，他感觉是多么好，的确，他已经不记得初夏的天气什么时候让他感觉不舒服了。7月3日，他来到牯岭，希望在那里度过一段宁静的日子。他开玩笑地说："我不知道在那里能做什么。"这是因为前年，他是牯岭协会的一位有影响力的成员，会议又长又无聊。因此，他每天早上、中午和晚上轮番去看病人，病人满怀期待从长江流域各地赶来，希望他为他们看病。此外，他还组织并指挥了一年一度的圣歌音乐会，这对许多在这一年中几乎没有机会欣赏音乐的人来说意义非凡。所有这些和十天的宗教会议，使他的生活异常忙碌。在那里度过的几个星期，本来遵照医嘱，是可以推掉一些责任好好休息的，对他来说，反而成为一段特别紧张的日子。不错，他从病人那里为汉口医院收到了大约一百镑的诊费，但是他又付出了多少美德和精力！这是他的血汗钱。

他病情加重了。疟疾抓住了已经衰弱的器官，他的亲人备受打击，在毫无征兆的情况下，一场与死亡的搏斗开始了。幸运的是，他的朋友兼同事布思医生就在附近，能够提供必要的帮助，但这场斗争的紧张永远难以忘记。大家认为，再来一次这样的袭击肯定是吃不消了。在后来的两个星期里，他的无私表现得更明显，他关心那些正在被护理的人，哪些信息是给个人的，哪些信息是给教会的。佩尔医生经常守护在病床边，详细介绍了最近几天的情况，这对哈启来说是一种极大的安慰。感谢上帝，他最关心的人在他身边！

“老伙计，当轮到你的时候，当你感到疲倦的时候，愿你的亲人就在身边。”哈启补充说。他症状上的任何变化，只要得到护士们的额外照顾，就会让他感到真正的痛苦。“哦，太累了。”他说。“不，我是说你”，当有人同情他时，他回答道。

他是医生和护士中最和善的一个，也是最听话的病人。“如果我是国王，我也不能得到比这更好的照顾；每一个愿望都在预料之中，每一个奇想都被放纵；这样的技巧，这样的护理，这样的爱”。他对医生们说：“你们就像兄弟一样，你们已经为我做得很多了！我无法报答你们，愿上帝保佑你们！”他又对芒福德修女说：“你是个好护士，我非常感激你。代我向斯蒂芬森博士问好，谢谢他把你派到我们这儿来。”

他对上帝所有的恩惠都满怀感激，一天，他心满意足地说：“我已经拥有太多了，我不比别人保留得多，但你给了我更多，这是真的。从我是个小男孩的时候，就给我比家里人更多的赐福，在我的整个生命中指引我守护我，我需要的一切现在围绕着我。”说这话的时候，他已经极度虚弱，每说一句话都不由自主地叹口气。

在疾病初期，他高兴地想到，他在这里拖延是因为有人曾告诉他，死亡是件很艰难的事情。“如果需要的话，我愿意死一百次，向你证明死亡并不难，”他说，“只要你战胜了对死亡的恐惧。”随着时间的延长，他表现得更为顺从，病因变得更加神秘。有一种声音在他耳边低语着：“历经苦难才会完美。”“是的，我知道主要让更多的孩子获得荣耀。但是，为什么是我啊？”

1907 年 7 月 21 日安息日的黎明，他虚弱的体力和疲惫的大脑得到了恢复，这一天他再次征服了死亡，这一天也成为这位敬爱的医生新生命的开始。生病期间，有一次他睡醒后觉得神清气爽，就喊道“这就是生活”，但随之而来的是新的疲倦。现在他明白了“入睡并不意味着死亡，与基督同在是更美好的人生”。

安息日晚上，在走廊上举行了小小的祈请仪式，在这里胜利是主调。送葬那天，路旁人山人海。牯岭所有的人挤满墓园，盛大的葬礼上，泪流成河。这是一个强者的故事——目标坚定、决心坚定、行动坚定、真理坚定。在这二十年的艰苦奋斗中，哈启作为高级管理者和足球运动员所表现出来的力量，是他在中国工作中呈现的显著特点。

（本文由方益昉、陆理原根据 20 世纪初伦敦罗伯特库里公司出版的哈启医生纪念册编译，原稿由当年在苏州工作的 Hill 牧师执笔）

明心理解心灵：中国首座盲人学校

1939年，中国第一所为盲人特设的学校，度过了50个春秋。为了纪念这个历史性的时刻，校方联合社会各界，举办隆重纪念活动，出版英语版纪念册。本文从原始记录入手，整理编译有关资料。

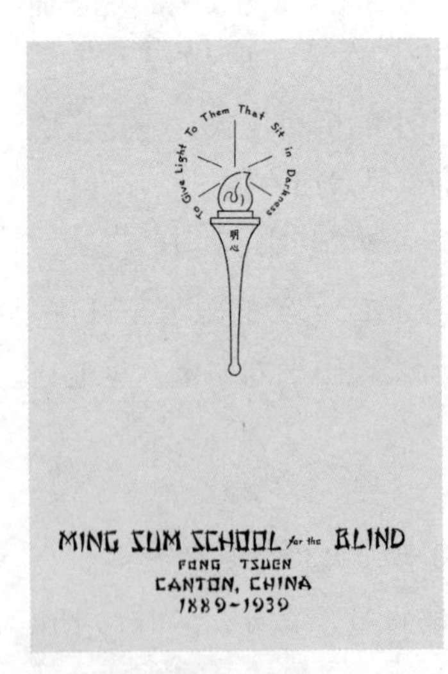

明心学校50周年纪念册

一、学校简史

位于广州市郊芳村的明心学校，是一所盲女寄宿机构，从幼儿园到初中年龄段的学生，都可以申请入学。该校由传教医生赖马西（Mary Niles）博士创建，课程设置参照美国同类学校标准，采用广东话、普通话和英语，配合盲文教学。同时，学校特别强调手工灵活性，设法培训失去视力的残疾人，使他们能够返回正

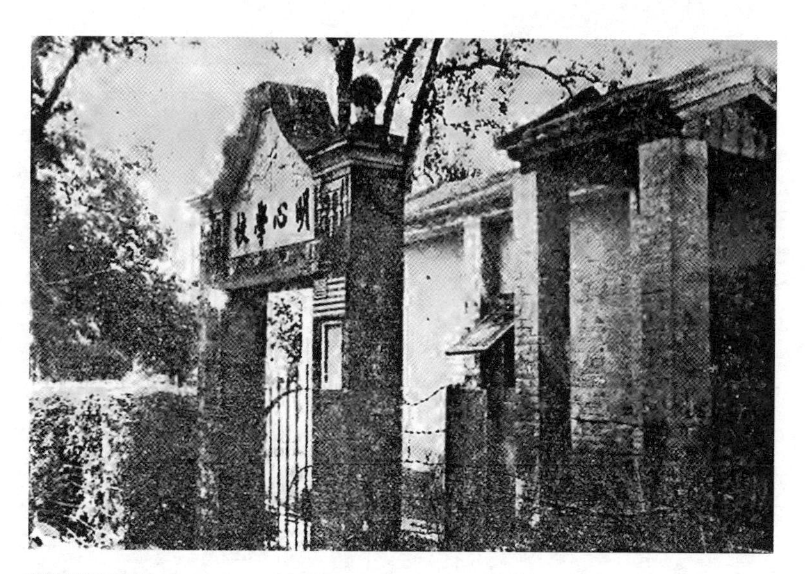

明心学校旧址

常人社区，尽可能多地获得生存机会。

50年间，该校先后使用过“明心女子书院”“明心书院”“明心学校”等名称，不断调整学校名称的目的，是为了各阶段的办学方向能适应社会发展。诚如校训所言，明心就是为盲人学生及其家庭，点亮残疾个体心中的那盏明灯，帮助他们祛除心灵的黑暗。明心走过半个世纪，一路照亮了上百个家庭，影响了上千名家庭成员。

明心学校是官方和法定名称，回避了“盲人学校”的称谓。因为该词带有不愉快的含义，意味着单调、沉闷和严厉的暗示，含有老式精神病院的氛围。大多数新式残疾人学校应具有吸引力，教辅人员通常避称“盲人”。

1939年4月18日，明心学校董事会纪念活动，董事会特意指定和设计了学校的官方标志，这枚火炬型标志的设计者为爱丽丝·舍费尔（Alice H. Schaefer）小姐。该标志用文字注解，即“为枯坐黑暗中的人带来光明”。

由“日”和“月”两个汉字符号结合成“明”字，蕴意从太阳和月亮两个光源，强调亮度和光线，含有心灵启迪的意象，这样就充分表达了明心的办学理念，体现出创校先驱赖马西博士的真实意图。火炬不仅反映出残疾者的悲惨境遇，也是明心在困境和沮丧中，象征高高举起明灯，在黑暗中照亮探索的道路。

为了指引去理解，从现在开始基督徒生活。

为了指引去理解，不顾残疾去学习所有正常人都知道的知识。

为了指引去理解，通过学到的知识与正常人一起开心和充实地生活。

学校董事会由广州的4位华人基督徒和3位外籍长老会成员组成。工作人员由8名中国女性盲文教师、4名中国女教师和2名美国女教师组成。盲文教师都是明心学校曾经培养出来的优秀毕业生。1939—1940年度，学校由爱丽丝·卡彭特为校长，王雪清博士为助理校长，雷学楷为盲文教师，曼恩（Mann）小姐为手工督学，爱丽丝·舍费尔负责宗教学习。

从1889年到1939年，明心学校先后招生506人，其中404名女孩，66名男孩，此外还有2位成年女性接受按摩培训，34名成年男性接受职业培训。学员大部分来自广东农村地区，另有5名男孩和1名女孩来自广西，2名女孩来自福建，2名女孩来自上海。

明心学校毕业了128名女孩，32名男孩，总共160人，其中1名女孩和2名男孩自愿成为基督徒。346人在校时间很短，没有毕业，不过其中有50人成为基督徒，意味着他们愿意在心灵上摆脱恐惧给予的沉重束缚。

128名女生毕业后，分布很广：27名在学校、医院，或者城乡教会从事福音工作；21名就职于各地盲校，9名成为普通学校教师；4名在医院从事按摩治疗；家政3名，从事各类生产性事务30名；已婚19人，在家待业15人。

统计男孩的状况较不易，因为他们走得更散更远。已知有一个男孩正在做福音传播，5名从事盲校教师，2名在做按摩服务。还有些人在自己村里做力所能及的生产性劳务。不幸的是，有些盲人即使有工作机会，还是选择乞讨。这主要是认知态度问题，他们情愿过着乞讨和被怜悯的生活。

上述数字统计自1889—1939年！在半个世纪里，充满惊心动魄的事件，人们奋斗着，忍受着，收获着。同时，50年里中国经历了天翻地覆的变化，结束了长时间的闭关锁国，猛烈的世界改革浪潮也迅速席卷了这个古老的国家。有时候，这个国家会抵制新事物的产生；有时候，又不由自主地全盘承受外来的优劣两方面的影响。大多数国民仍生活劳作得像四千年来一样。只有少数人，开始革新并取得惊人进步。

广州拥有两千多年历史，是迷人的羊城。早在西方文艺复兴时期，已受到世人瞩目，极具建设性。作为首批洋务开放口岸之一，精力充沛的广东人自由接受或拒绝新世界的精华。大量商人、学生和学者，在此通过兴盛的外贸，分享西方世界传来的生活方式。

在这样的背景下，美国长老会外国使团董事会授意赖马西医生出使广州担任传教医生。她年轻博爱且精通外科手术，经常走出医院大门，到老广州的中心地区行医。

1889年，她创办了一生中最牵挂的盲人学校，即明心理解心灵学院。她认为，盲人的手指和心灵可以替代双眼，好比本地的干草火炬，可为人们照亮黑暗的道路。总之，从1882年到1928年，在这座新旧转型的城市里，赖马西博士兼顾着传教、医疗和社会慈善诸领域的工作。

二、创校先驱

1854年1月20日，赖马西出生在美国威斯康星州，父亲是传教士。五岁时外公去世，家人返回美国东部，定居纽约康宁。父亲在长老会教堂服务，全家与祖母和曾祖母住在一起，美好的基督徒品格和虔诚的生活，给小小的赖马西留下深刻印象。

赖马西12岁受洗。大学三年级的时候，父亲成为牧师，在康宁很受欢迎。1875年，赖马西获艾玛拉（Elmira）学院文学学士学位，从事公立学校教学和纽约市宣教工作三年后，进入纽约妇女儿童医院附属女子医学院，接受医学博士训练，1882年毕业。

是年8月，长老会外交使团委托她作为传教医生去中国广州。离别前，她与弟弟西拉斯来到大哥居住的得克萨斯州团聚，父亲安排她与资深传教士等人一起从旧金山乘船起航，于10月19日抵达广州。

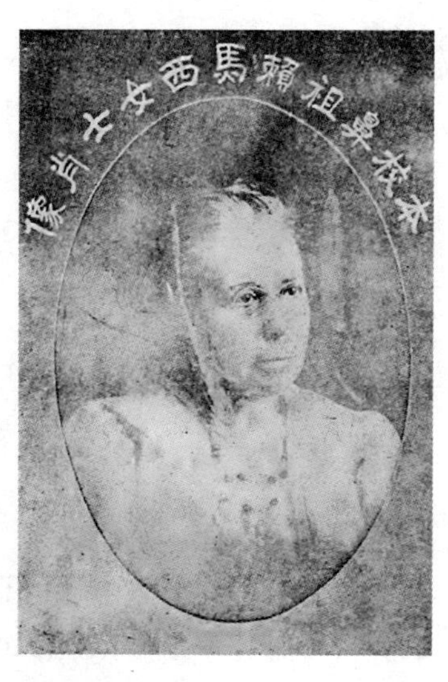

赖马西

在华服务数十年的博济医院院长嘉约翰博士，安排赖马西从临床诊治和外科工作入手，同时学习粤语。1885 年，广州医疗传教会正式任命其负责妇女、儿童以及医院女性事务。博济学堂的男女医学生，不久都成为其教学对象。

赖马西曾与安德鲁·哈珀博士及其夫人合开一家药房。1890 年，她利用第一次回纽约休假，专程去研究生院进修医学课程。1892 年回广州后，她与鲁斯布利斯博士一起做医药工作。1894 年到 1898 年，鲁斯布利斯接管了广州夏葛女子医学院创办人富玛丽博士的药房，并将其与赖马西的药房合并。1899 年到 1902 年，该药房由赖马西接管。

在此期间，影响赖马西后半生的慈善事业开始起步。1889 年，赖马西曾在博济医院收治过 5 名小盲女，但无法治愈。盲女家人立即将她们当成“废物”，但博济医院发誓，要解救她们的悲惨命运。起先，由院长太太收养她们，将她们安排在医院附属的学校里。赖马西返美休假时，母亲与友人们听其所述，均对盲女们的困境深表同情，并愿意提供经济支持。

回到羊城，赖马西等雇用丹麦旅居广州的尼鲁普小姐督管盲女。一位曾在香港接受过德国盲文训练的华人吴太姑，被请来教授孩子们学盲文，做女红。盲校由此逐步形成。开始时到处租房办学，四年后尼鲁普小姐因病回国，盲人学校正式落户广州真光神学院。此时盲校遵循普通小学课程，改称“明心书院”。

学院慷慨地安排盲女们，先暂用楼房四层的整个楼面，不久搬到巴特勒小姐建造的相邻新楼，总共能容纳 30 名学生，明心学校在此办学整整 10 年。1896 年，赖马西的牧师父亲专程来华，父女俩搬离嘉约翰院长的居所，一起住进明心学校新楼。博济医院特意安排了一位女性负责学校运转，可以说，博济医院是在华盲人学校的首个赞助机构与热心教育单位。

赖马西与父亲团聚一年后，随同父亲返美休假。在此期间，富玛丽博士全面负责学校医教工作，巴特勒小姐监管学校其他事务，并对外正式启用“明心学校”的名称，即纯净心灵的寓意，全校甚为认同。从 1899 年起，赖马西辞去博济医院职务，工作重心集中在明心学校，业余参加城市和乡村义诊，不时还到周边大学教授医学生，译介医学专著。

赖马西博士非常谦虚和温柔，“像爱她自己一样爱着别人”。每次下乡，她会立即向村民传递福音，并为他们医治身体疾病。看到村里孩子们的悲惨状况，她发现原因在于母亲们缺乏日常卫生知识，孩子生病时更不懂如何照顾他们。许多孩子正是由于缺乏适当的护理而导致失明。

更可恶的是，农村里偏袒男孩，轻视女孩，常常出现女孩被遗弃在小路边，没有人照顾或收养的现象。赖马西博士深有感触，她对这些小女孩充满了同情。在城市，她看到盲女孩被作为交易品，被训练成“歌女”，弹唱卖笑度着艰难的日子。盲女们没有其他更好的生存方式，无助又无望。

赖马西博士觉得，必须做点什么来拯救失明女孩，并给予她们生活希望。她与宣教小组讨论此事，得到了他们的人力帮助和金融资助，他们一起为盲人提供专门服务。一开始，寻找教学场地和老师都是个问题，还有各种各样的困难接踵而来。

尼尔斯（Noyes）小姐非常同情这项新工作，并渴望为盲女慈善事业提供帮助。她腾出真光学院的宿舍给赖马西博士办学，部分空间作为盲女孩的居所。在香港，尼尔斯物色了一位盲人老师，她懂罗马化的盲文，并愿意来广州教学生。渐渐地，学校成长起来，学生人数也不断增加。

由于在社会上不断受到虐待，许多初次来到学校的失明女孩，都有这样或那样的坏习惯和坏脾气，教师必须非常有耐心和爱心。容易沮丧的人，都不会成功帮助到这些女孩。

赖马西博士把女孩带到家里。每天晚上，她从医院下班回家，盲女们会聚集在她身边。她们会用手去摸，感受她的衣服、头发、手和手指。她们喜欢她，就像孩子们喜欢母亲。

1906 年，赖马西博士购买广州芳村四英亩土地，开始整体规划建设学校。她从美国朋友处筹集资金，也筹集了来自新西兰、英国和澳大利亚的捐赠。该物业主要由纽约第五大道 156 号的美国长老会外国使团拥有，委托华南长老会使团托管。

此处过去是沼泽地，学校建成后变成了一个美丽的地方，一共拥有六座建筑物。此外学校还需要一个教师休息场所，赖马西博士的朋友葛洛（Lucy Happer Glover）夫人捐赠的基金利息，满足了这个项目的费用。此外，女工们也被安置在学校对面的一所房子里，此处属于美国长老会董事会的物业。

学校的部分收入来自盲孩父母们的出资（现在已经很少了），部分来自中国、英国、新西兰、澳大利亚和美国的捐赠，部分来自学校举办的音乐会，还有一部分来自中国和美国的小型捐赠基金的利息。

美国的基金由葛洛捐赠。她的父亲哈珀博士是长老会在广州的先驱，该基金由纽约美国长老会教会外交使团董事会信托。来自中国的基金，由关 S. W. Kwan 博士于 1928 年至 1933 年间筹集。

1910 年校舍建成。卡梅伦小姐说服位于旧金山的一家中文日报，从读者那里募集资金。旅美华侨打工不易，但爱国善举感人，仅 1909 年赖马西休假结束后回广州，就带回善款 3 105.35 美元。

1912 年，广州警察局长陈景华委托学校照顾 65 名卖唱的盲女，此后明心书院每月收到警局的资助委托金。陈局长曾为建造校舍承诺提供相当于 15 000 美元的本币。

被盲女视作再生父亲的陈局长去世时，学校为其哀悼一日。但新建校舍差不多完工时，警局只支付了 11 000 美元。1915 年 2 月 13 日，也是中国的大年三十，赖马西抓住习俗中最后的催款时机，带着美国总领事和民事总督的信件，去警察局协调。她们静坐六个多小时，保持尊严耐心等待，直到继任的唐局长签署了 4 000 美元支票。

1912 年秋天，学校订购的印刷版盲文生字本在最迫切需要的时候运到了。好几个国家的圣经协会，答应赞助明心学校。印刷版的粤语盲文《新约》，先后印刷了九卷，并按约定的优惠价出售给明心学校。

1917 年，学校收到价值 17 834.40 美元的黄金捐赠。1919 年，学校将契约转让给外国使团董事会，管理力量强化。1921 年，由政府赞助、警察局委托的学生，被转移到教育局，继续对她们的特殊教育。特别难以忘记的是 1925 年，被迫避难香港几个月的师生分离，联系中断。直到大家重新团聚，分享离别思念，处理复杂事宜，师生们更亲近了。

1932 年，在赖马西博士抵达广州 50 周年庆典之际，她写下了人生重要一页。她一直认为，在博济医院的工作经历非常荣幸，孙中山等为中国做出杰出贡献的人，都曾是她的学生。

明心学校的王雪清博士和 H. W. 奈博士成为赖马西的医学翻译助理。校园种植的老榕树，已绿树成荫。赖马西筹集的捐款基金，在苦难的日子里一直资助人们，大多数明心书院的老师都得到她的帮助。

发展粤语盲文系统，是赖马西博士与盲文教师吴太姑合作的重大任务，但她从不自夸。其母校艾玛拉学院为此授予她文学硕士学位，并于 1917 年授予其博士（LLD）荣誉，以表彰她在广州所做出的令人瞩目的成就。她为充满痛苦和黑暗之地，带去光明、轻松和美丽，最重要的是，她怀有一颗充满爱的心。

1928 年，赖马西带着深深的病痛离开广州，与家人在加利福尼亚度过了四年幸福岁月。1933 年 1 月，她从疲惫的身体中解脱出来，进入天堂。

我为学校所做的一切，来自上帝和许多朋友的帮助。所有的教学工作都由一支高效敬业的中国教师队伍完成。对于周慧慈，用任何赞扬之词都不为过，她当校长整整 33 年，已在天堂获得应有奖赏。很高兴明心事业没有白费，仅 1931 年，就有 62 名学生成功就业。如果没有家人和董事的支持，我无法继续工作。教会派来董事会，真是一件让人欣慰的事，他们永远给予最大支持和最多同情。我们亲爱的中国朋友同意一起工作，也是一份额外的快乐。我们必须与各方随时合作，积极推进下述任务，如：帮助盲女的高等教育计划，帮助她们的日后生活，提供高效服务。感谢 YMCA 和 YWCA 的帮助，还有那些个令人难忘的日子里，来自各国的著名的部长和音乐家们。许多人激励着我们。我心中最珍贵的记忆，我的兄弟塞拉斯和约翰，我的侄子和他妻子分别在 1915 年和 1927 年造访明心学校。

当我知道，我必须和你我共同所爱的中国分别时，我就明白，那些美好的日子永远不会被遗忘。那些甜蜜的告别会，那些稀有而且美丽的爱和感情，那些仍在我身边的芬芳的“记忆书”，都将永存。

三、部分员工

1. 周慧慈小姐

露西·达勒姆小姐在明心学校服务 28 年，与周慧慈小姐联系密切，她撰写的一份报告说：“1897 年，赖马西博士休假回家，由巴特勒小姐负责盲人学校。巴特勒小姐度假期间，让周小姐负责。周小姐原本是真光学院的一名老师。在假期快结束时，一些盲人学生自主成立了一个委员会，去找巴特勒小姐，泪流满面地恳求他们敬爱的周老师能永远留在这里。看到这一切，周小姐克服困难，并放弃了她珍爱的真光神学院计划，留了下来，她感觉是上帝让她接受这项工作的。”

周小姐曾经一直渴望追随她父亲的职业，她父亲是中国男性中第一批接受西方医学培训的人，但一些美国朋友更迫切地

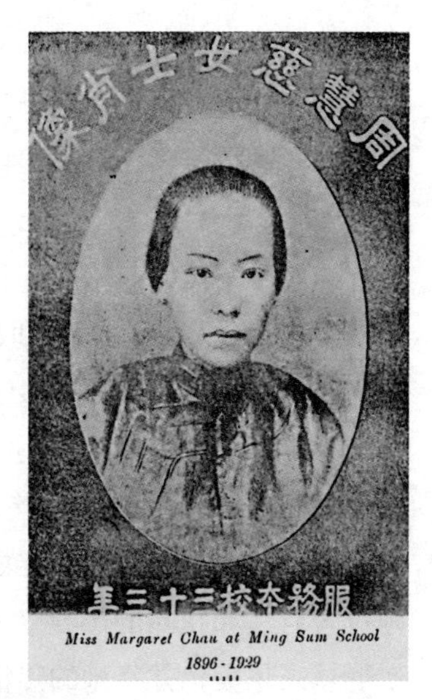

周慧慈女士肖像
服務本校三十三年
Miss Margaret Chau at Ming Sum School
1896 - 1929
周慧慈

希望她成为老师，而不是医生，尽管当时许多女孩都渴望学习医学。她开始不情愿，但最终妥协了，然后全心全意地投入教学。她希望改变旧的学习方式，并引导学生思考和推理，而不是死记硬背，这一切是受到艾米·劳女士的启发，她曾是周小姐的导师。

上天赐予周小姐音乐家般的耳朵和清晰悦耳的声音，她从一开始就独自教授盲人声乐和器乐，锻炼学生们仅有的几个灵敏小器官。有了盲文书写的乐谱后，周小姐还系统学习了盲文，以便向盲人教授音乐，为盲人改造音乐系统，还成功地为学校制作了几本音乐书籍，并将副本借给其他盲人使用。

她是一位认真学习圣经的学生，享受她每天的私人学习和课堂准备。有一天，一位中国传教士站在教室外面，长时间聆听窗里的声音。有人见状前去询问他是否在找人，他回答说："我正在听这位老师上课。我希望她教我。"

周小姐一直感谢真光神学院为她打下阅读经典著作和圣经的基础，使她与许多其他年轻女性一起继续学习，并获得思想和知识，帮助其成为教师、公民或基督教教义的领袖。

学校场地上建造大型建筑物时，她是负责人的左右手。每个工人都感受到她对建筑诚信的坚持。当承包商习惯性地用一张纸条向她提供佣金时，她把那张小纸条送给了传教士，并建议接受这笔钱。但承包商付给她的每一笔钱，她都归还给了学校的财务部，没有一分钱用在她自己身上。

多年后她说："我认为我们在芳村校区建立了一个新的商业诚信标准。压榨永远不会光荣。"建筑合同是与承包商签订的，他们知道没有人可以向她索取"茶钱"，以换取折扣。

1910 年，周小姐与许多国家的传教士一起旅行。这些经历扩大了她对人性、世界和美的认识，并使她对上帝有了更深刻的理解。在接下来的二十多年里，这些经验成为快乐的源泉。

新校园为种植鲜花、蔬菜、灌木和树木提供了广阔的空间，她对大自然和花园的热爱令人欣慰。她带领盲童工作，让此地变得越来越美，并将她的热情传递给学生们。周小姐非常高兴地和他们一起挖池塘、养鱼、逗鸟，通过昆虫和许多生物，来感受自然。

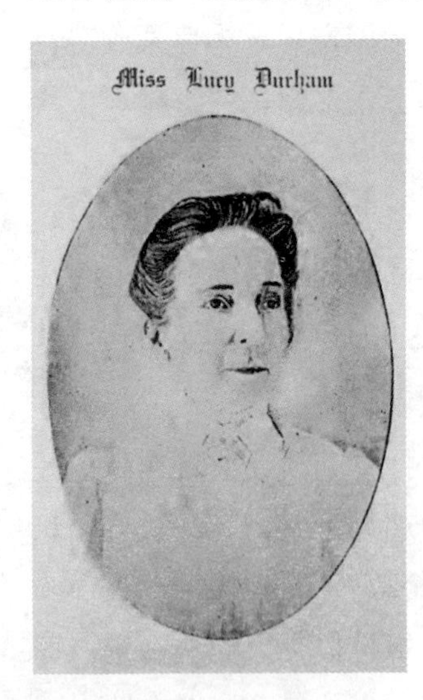

露西·达勒姆

最重要的是，周小姐希望成为一个坚定的基督徒。多年来她最关心的是，她的学生应该真诚地全心全意地成为上帝的信徒。

2. 露西·达勒姆小姐

露西·达勒姆小姐曾在美国与华人一起工作，多年后来到广州。在芝加哥工作时，她是一名艺术家，通过画布上的色彩来表现美。她与赖马西博士在明心书院成为同事，共事共计 28 年（1901—1929）。她的艺术天赋在可爱的明心学校花园规划中得到体现，让盲人们感觉真能看到一样，成为他们快乐的源泉。

监督建筑工程，对她而言是一项艰巨的任务。她不得不敲打每一块砖，以确保没有任何伪劣材料进入宿舍和房屋，那里将成为孩子们安全的家。她在水中长时间站立，以监督房基的深度，确保地基深达地表以下几英尺处。

达勒姆小姐设计了花园以及树篱，用树木和鲜花以及安静和美丽的小点缀，让来访者意识到，明心学校是一所帮助盲人的学校。那些没有视力的人，在工作和娱乐时都会被美丽、光明和快乐时光所包围，并准备像普通人一样享受自然。她照料赖马西博士种下的老榕树和许多其他树木，许多树木是从朋友那里捐来的，她用捐赠者的名字来命名捐赠的爱心树。

明心学生参观新校园的第一天，达勒姆小姐花了很多时间，用英语为他们读书，为学生将来同明眼人一起学习做准备。她在赖马西博士休假或去农村医疗期间，多次替她管理学校事务。1930 年，她回到加利福尼亚，继续对中国保持着浓厚兴趣，用自己的资源帮助了许多中国朋友，以便他们可以独立。

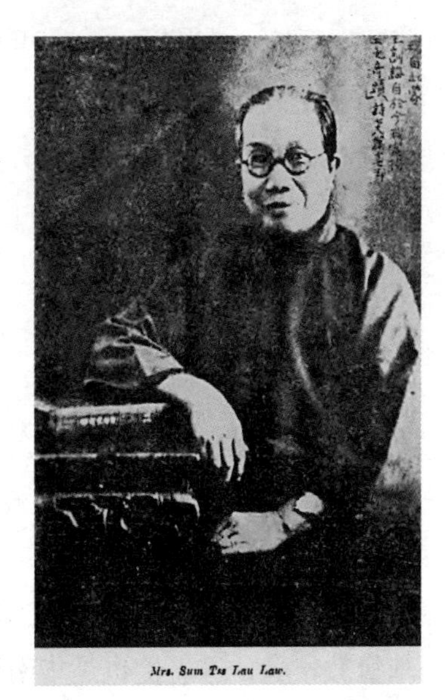

刘夫人

3. 刘夫人（Lau Sam Tsz）

刘夫人是赖马西的热心好友，她在广州真光小学任教五十多年。

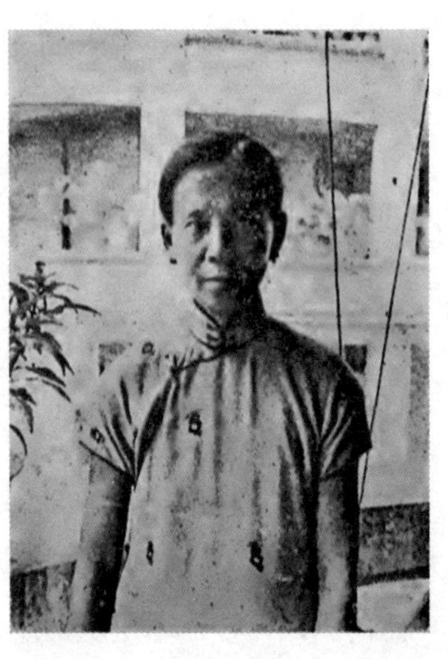
王雪清

真光校长哈里特·诺伊斯小姐和刘夫人一样，都是赖马西的亲密同事。刘夫人还是华人基督教会妇女工作的名誉秘书，出任明心书院董事会主席多年。

4. 王雪清博士

每个人的故事都有无数的线索，使之与众不同。但是，极少有人能将这些线索编织得如此五光十色，且由中国女性所演绎，犹如东西方文化交织而成的锦缎，美艳迷人。

现任明心书院联合校长的王雪清博士，经常在拥有一百多年历史的博济医院花园里，在真光小学校园，在仁慈教堂，在夏葛医学中心和明心书院，分享她的各种迷人和诱人的经历。

广州的历史名胜，与她的生活交融在一起。1849 年，广州的年轻人王兴，渴望在旧金山找到一份幸运，那里传来神话般的关于黄金和无尽宝藏的故事。他登上帆船航行了几个月，最后在一个只能找到土豆的岛屿附近失事。他们修复了破损的桅杆和船帆，继续行进。经过半年的危险航行，终于到达黄金海岸。

旅美十多年的野外苦力和奋斗之后，王兴回到香港，虽没有丰饶的财富，但他具备了聪明和丰富经验，足以凭此在自己的国家开展商务。他在香港结婚，后来搬到广州，建立了一个基督教家庭，这恐怕也是华南地区最早的基督家庭之一。

王家生育了两个大女儿，沿用“福”字辈分。第三个女儿出生时，并没有像姐姐们一样，按照家族用“Fung”字排名。她的父亲给她取了一个名字，意思是“足够”！他的女儿已经足够多了。后来，家庭增加到五个女孩，第十个孩子清福于1881年出生后，因为广州经常发生政治骚乱，全家又搬去香港。这个家庭在此安顿下来，母亲在香港度完余生。

父亲做生意，不得不忍受匪徒的骚扰。母亲在香港协助父亲开展业务，成为中国女权化起点的另一个证据。年龄较大的女儿结婚后，住在广州，靠近博济医院，于是王雪清也要求回到广州。

他们有一个快乐的童年，有幸经常进入古老的真光花园玩耍，有时甚至进入医院古树包围下的嘉约翰花园。最有意思的是关先生，即Y. C. Kwan的父亲关涛，他是广州最早最坚定的传教士之一，他带着孩子们穿过医院内的阴暗小路，来到可以看到奇怪船只的河边游玩。在久远的过去，孩子们是不允许独自走上街头的。

那时王雪清只要穿过姐姐家，就来到真光学校——这是当地第一所女子学校，由哈里特·诺伊斯小姐于1872年在美国长老会外国使团董事会的领导下创办。王雪清八岁时，高兴地进入她渴望已久的学校读书。雪清的姐姐们是那所学校的第一批学生。刘太（刘夫人）就是她们最喜爱的老师。

王雪清从真光学校毕业后，父亲让她学习西医，这与当时中国女孩的普通课程有很大的不同。雪清想跟随赖马西博士学习，她们已经是多年的朋友。王先生说：“要学习赖马西博士谦逊的精神和她的职业。不要像我们所知道的那些人一样，一学西方的东西就开始骄傲。”

王雪清放弃了传统，毕业后没有立刻结婚。她从美国长老会使团获得奖学金，进入博济医学堂。她在嘉约翰博士、富玛丽博士、赖马西博士和其他许多员工的帮助下，学到很多东西。后来因为义和团暴动，不得不逃到澳门。

重返广州后，王雪清在新开张的夏葛女子医学院学习，这是富玛丽博士创建的中国第一所女子医学院。她在那里的生活故事，谱写出迷人的篇章，最后她于夏葛医学院毕业。

医学院毕业之初，王雪清在真光学校和明心书院担任医生，每天长途跋涉，穿过城市到葛夏医学中心帮助赖马西博士，她在富玛丽博士休假期间，管理学校和医院。在明心的第一年，她检查了来自遥远乡村的小盲女雷学楷（Suet Kei Lei）。后来，雷学楷成为明心首席盲人教师，与王雪清博士一起参与学校行政工作。

此后几年，王雪清博士变化巨大，经验更加丰富。她在乡村过了几年，她为附近的村民服务，并帮助赖马西博士派去那里工作的失明女孩。然后，她在广州做了两年产科工作。患病三年康复之后，她去广州附近另一个地区服务，并带着雷学楷一起去做助理，这也是雷小姐第一次去校外工作。

这些年里，她从没有闲下来，与亦师亦友的赖马西博士一起度过岁月。她俩可以在树荫下长时间翻译医学著作，为明心书院选新址、做规划。1908 年，她与赖马西一起搬到博济医院旁边的真光学院，也就是明心书院旧址，后来再从沙面过河，搬到芳村。她俩可以住在沼泽地上铺着垫子的棚子里，坚持到土地可以耕种，房子渐渐造起来。

明心书院从来都是王博士的家。在广州附近辛勤工作一段时间后，她回到广州，并随赖马西博士一起到上海，帮助监督印刷医学书籍。民国元年，广州著名的改革派人士、警察局局长陈景华先生前来咨询拯救盲童女孩的方法，最终有 70 名流浪女盲童在王博士的帮助下，于 1912 年 8 月进入明心书院。

陈景华局长请王博士担负管理育婴堂的艰巨任务，它在广州已经有四百多年历史，当时状况特别糟糕。陈局长派出警察小队帮助王博士，她以此为荣，也显示了自己独到的管理天赋。但政局变动结束了陈景华先生的辉煌事业，也中断了王博士在育婴堂的工作。

这次经历之后，王雪清去了广西梧州，然后去新加坡探望亲戚。她曾在长沙一家挪威医院待了三年，然后在私人诊所工作了一年，并在华北地区旅行。她已经积攒了足够的资金可以退休，但她希望能够继续工作。

1925 年至 1928 年，王博士给予赖马西特别的帮助和安慰，当时政治动荡，赖马西博士挫败压力加大，也乐于将一些重担放在年轻人的肩膀上。1925 年圣诞节那天，王博士在新加坡失去了所有的积蓄。她已不再年轻，但也只能重新开始工作。

1929 年她成为明心董事会的共同负责人，对于明心书院的责任越来越大。14 年来，她作为医生和管理者，给明心最好的服务。她广泛的社会经验予以学校很多帮助，其中十年还是真光小学的校医；她为满足明心的各种需求，提供了相应的有效服务。

1938 年 10 月日寇入侵广州。危机期间王博士的行政和组织能力，使学校保持冷静，维护了尊严。她一直是一个清醒的女人和一名优秀的医生，是过去六十年中涌现出来的中国优秀女性的典型代表。她们从西方学到了最好的东西，为自己的人民服务，但与此同时，保持了显著的中国特性。

5. 爱丽丝小姐

目前学校里的两位美国女性是爱丽丝·舍费尔（Alice H. Schaefer）和爱丽丝·卡彭特（Alice M. Carpenter）小姐。美国人的工资由长老会外国使团委员会支付，董事会还为在学校工作的外国人提供住房。舍费尔小姐和卡彭特小姐都被广州代表团指派从事公关沟通工作，以方便学校与外界联系。舍费尔小姐的工作主要面向当地年轻人基督教会，卡彭特小姐在广州夏葛医疗中心教护士学习英语。

舍费尔小姐以其优异的知识和多年的经验加入明心学校。她从纽约第五师范学校毕业后，在纽约第15公立学校教书六年。1923年她获美国长老会教会推荐，去曼谷的广东人中工作。她先去广东学习了一年粤语，在那段时间她住在明心学校。学成后在广东人开设的曼谷皇家学校，担任了九年校长。

然后，她回到纽约，在教堂里工作了六年，从事青年人协会、精神生活团体和礼拜假期圣经学校事务。她担任纽约市西区的长老会教堂礼拜假期圣经学校校长两年，并从纽约的圣经神学院获得BRE和MRE学位，又在哈佛大学攻读盲人教育。

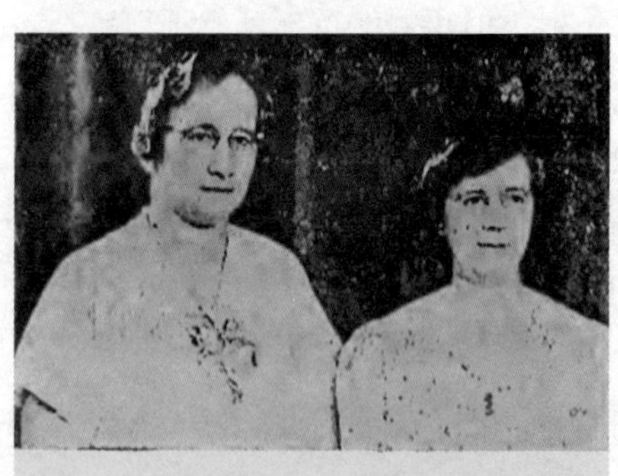
Alice M. Carpenter--Alice H. Schaefer

爱丽丝·卡彭特与爱丽丝·舍费尔

卡彭特小姐于1922

年来到广州，由美国长老会外交使团委员会任命派遣，来华从事教师培训。她毕业于内布拉斯加州黑斯廷斯学院，获得学士学位，在内布拉斯加州奥西奥拉有两年的高中英语教学经验。从1922年至1924年，她在广州语言学校学习粤语。1924年至1927年，她与明心学校的赖马西博士、周慧慈小姐和达勒姆小姐一起工作。1927年至1928年，回美休假期间，她从科罗拉多大学获得了英语文学和语言硕士学位。从1929年至1935年，她与王雪清共同担任明心学校校长。从1925年至1927年，以及1928年至1935年，她在Pool Ying高中教英语，兼外事联系人。1936年至1937年，她在哈佛大学教育研究生院攻读哈佛大学的盲人教育课程，这是国际知名的盲人工作领导者。

很多时候爱丽丝们被问到：为什么要去中国，特别是和盲人一起工作？她们的回答如下：

> 舍费尔小姐和我希望在没有辩护或辩论的情况下，陈述我们的理由。我们都在美国拥有非常令人满意的教学职位。但我们认为中国盲人教育工作，与中国的任何工作一样有趣和重要。我们来到广州是因为我们觉得，就目前而言，这是上帝希望我们来的地方。我们渴望在与中国人合作时，与所有的美国人保持密切联系，试着分享我们的家、学校、教堂给予我们的最好的东西。
>
> 与中国的年轻人一起工作令人愉快，无论是视力正常者还是明显的残疾人士。在明心学校，观察处于黑暗中的生活，慢慢展开活力和顺利发展，那是非常令人满足的。有幸看到视力正常的年轻男女，打破传统上歧视盲人的观念，

与那些盲人互相交往，这是一种挑战和升华。

在这里，我们很乐意以尽可能多的方式与我们周围的中国人合作。我们的愿望是让他们认为我们是友好的邻居。我们是应中国同事的邀请来到这里的，不要强迫我们采用外国的方式，不要强迫解决宗教问题，而是要适应本地的方式，一起工作、学习和成长。

我们以无数的方式，从孔子那里体会到这个真理："三人行，必有我师。"董事会批准出版这本小册子，以纪念明心盲人学校成立50周年。尽管费用不少，我们仍希望提供尽可能多的工作照片。广东邮政前主任F. A. Nixon先生非常友好，拍了许多好照片，我们非常感谢他。看看美丽的花园，教室里的幸福生活，洗衣房和厨房正常运作，这就是明心的日常生活。

四、粤语盲文

为了表示粤语口语，粤语盲文使用了"声韵"系统，如下页图中所示分配盲文标志。由于盲文标志的数量有限，因此有几个兼具声母和韵母的含义，而实际上，这种安排并不会发生混用。盲文由声调标记、音调标记和数字标记等构成。

学生阅读粤语圣经、英语盲文、《青少年福音》、《发现》、英语盲文写的许多故事，以及普通话盲文的《星期日聊天》。所有的教科书都用粤语盲文转录到旧杂志纸上，阅读资料不算少了。

五、技能培养

25年前，广州岭南大学（其前身包括富玛丽博士创办的夏

CANTONESE BRAILLE CODE.

[The black dots represent the raised points of the sign ; the dashes serve to show their position in the group of six.]

INITIALS

f h k k' l m n p p' s t

t' w y ch ch' sh ts ts' kw kw' ng

FINALS.

a e i o ö oh ai aai au aau ei

iu oo oi ue ui ooi sz ak aak ik ek ok

uk euk at aat it ot ut oot uet ap aap ip

op am aam im om an aan in on un oon uen

ang aang eng ing ong ung eung

TONE MARKS.

sheûng sheûng · sheûng huì · chung yāp · hâ p'ing · hâ sheung · há hui · hâ yāp

PUNCTUATION.

Figure sign. · Full Stop. · Comma

1 2 3 4 5 6 7 8 9 0

粤语盲文

葛女子医学院）的注册护士拉德（Laird）在明心学校启动盲童按摩技巧培训。她坚持不懈地为明心学校提供各种建设性的课程，以符合学生的兴趣，特别是在按摩技巧培训方面，她的建

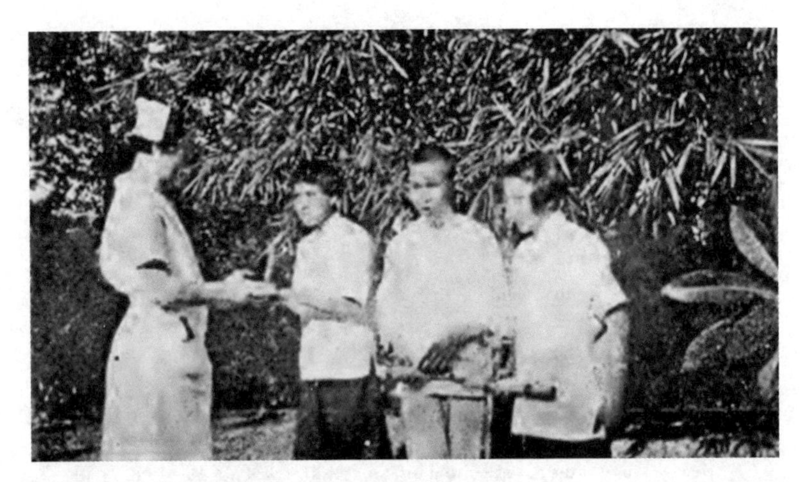

为按摩结业的学生颁发证书

议非常实用。每年她都来到这里组织考试，提出改进建议，提升教师水平。按摩人才的需求领域广泛，从医院、家庭到护理学校，供不应求。

雷学楷小姐是拉德护士的第一个学生，她巧妙地将学习的火炬传递给了学生。广州夏葛医疗中心的注册护士玛丽·W.比肖夫小姐，今年在拉德缺席的情况下组织了考试，比肖夫小姐确是明心的朋友。

针对盲人的特点，对手工作业做了适当筛选，以便学生们在离开学校时可以自主工作。外国针织的所有订单，都是学生们最乐意获取和完成的，明心的产品也令人满意。明心学校里年长的女性，除了编织技能，还学习制作中式服装，这样她们就可以获得更多工作机会。少数男孩们学会用椰子纤维、竹子和棕榈叶做扫帚，随着朋友们提供帮助，男生已能够在他们居住的社区谋生。

从1929年到1935年，安娜·伯克（Edna M. Burk）女士在明心学校任职六年。她制定的手工项目非常好，利用自己的技巧和精湛的方法，将自然美景带给那些丧失视力的人，从而使其增加了自然史知识。

1939年1月，明心劳务部完成了为厦门的外国妇女机构编织115磅羊毛的订单。制作服装的任务被分发到广东的各个盲人营中。年龄较大的女孩和工作人员编织完了100磅羊毛，作为他们对盲人救济工作的贡献。

六、寓教于乐

我们希望能用歌声，为明心作一幅画。从一开始，音乐课就是学校课程的重要组成部分，明心的音乐部，早已经深入到了失明之人和明眼人的心中。周慧慈小姐在音乐教学和阅读方面，积累了多年的培训经验。明心学校的老师们总是遵循盲文音乐符号，从来不让学生仅用耳朵感受演奏或唱歌。周慧慈小姐为确立音调和热爱歌唱者奠定了文字基础，明心将这一传统贯彻了50年。1919年德国盲人学校的女孩来到明心时，她们带来了细致的方法，给古老的歌曲和圣诞颂歌配上了柔和的音调，随后成为这里的传统。新西兰长老会的安妮·汉考克（Annie D. Hancock）小姐，把她的时间用在教授更好的歌唱技巧方面，特别重视发音训练。詹姆斯·卡内基（James Carnegie）夫人在一年多时间里每周都会来教新歌和技巧。在她的监管下举行的音乐会，让许多人感到非常高兴。1932年，她提供资金帮助学校建立赖马西纪念馆。

1938年日军空袭期间，露西勒·肖珀（Lucille Shoop）小姐和海德礼·邦登（Hedley Bunton）牧师，用来自美国的新音乐帮助音乐教师。许多美国人质疑在中国教授西方音乐的设想，但我们觉得音乐是一种通用语言，时间已经证明了那些失明的人从音乐中收获的喜悦和深深的满足。

虽然音乐剧《唱歌女郎》无法在此教授，中国戏剧也不适宜合唱。相比而言，西方歌曲和赞美诗在此找到了一席之地，并且在可能的情况下，被改谱成中国曲调。

在华南地区，除了在基督教社区里，受过训练的盲人不容易找到工作。按照旧观念，盲人女孩只能是妓女，盲人男孩只能是算命先生。然而，音乐知识使许多失明的人能够在学校、医院的福音计划和农村中提供服务，因为他们能演奏管风琴，带领歌唱并教导孩子们。

明心学校有三名盲人教师负责钢琴、管风琴和合唱教学，即范小姐、朱小姐和汉克可小姐。她们都在广州师范学校进修过。继而范小姐又成为赖小姐和尤小姐的老师，后两位 1912 年来到明心时，都还是小女孩，现在已经在广东和武昌师范学校上班工作了。

在 1939 年 7 月和 8 月期间，凯瑟琳·邦德小姐（Kathleen L. Bond）在明心学校教授音乐。她毕业于纽约圣经神学院，在广州罗德和梅华学校任教五年后，又回美国哥伦比亚大学获得了音乐教育学士学位。她接下来的五年是在南京金陵学院教授音乐，近些年在新泽西州普林斯顿的威斯敏斯特合唱学院教授了三个学期。

邦德小姐来到中国后，临时在澳门联合师范学校教授音乐。她指导教师、初中女孩和男孩，给予大家音乐修养的提升，这也是明心50周年纪念日最可爱的礼物之一。整个明心学校和所有朋友都高兴地接受这种训练，她激发出了那些老师的圆润和深沉的音调，并从内心唱出更多美妙的旋律，“因为歌唱是如此美好，我希望所有人都能学会唱歌”。

在明心校区的某个地方总有音乐，一架钢琴，一架风琴，一群在户外教堂里唱歌的孩子，一个在他们的宿舍里唱歌的老年团队，以及在一天结束时，晚上的赞美诗。人们被唤醒并重新获得喜悦和感激，音乐是生活中的大部分。

人们在小教堂祷告之后，每天半小时学习新的赞美诗，主要关注意义和情绪，收获新的深度和真诚的音调，以及对词语和音乐的真实理解。与老师和初中女生讨论方法、姿势和材料。多种歌曲得到了准确彻底的学习，并充满活力和动感。我们选择快乐的歌曲、赞美的歌曲、感恩节歌曲，内容关于信仰和请愿。这些内容将被教给整个学校，然后由年龄较大的女孩，把它们传播到村庄、教堂和其他学校。

明心学校庆典的歌声很特别，在每个项目中都发挥着重要作用，但更伟大的是歌手们的表情、声音和心灵中的喜悦。初中女生多次演唱。两首英文歌曲证明了这样一个事实，即中国孩子可以很好地学会用真实的感觉来表达和阐释来自另一个国家的心灵之歌。在一名初中女生钢琴伴奏下，毕业生演奏口琴独奏。学校的每个部门都有充分的机会，通过欢乐的旋律来表达自己的快乐。

七、火炬的传承

明心学校的毕业生余燕起曾写过本人经历。她四岁时在家乡失明，从明心学校毕业后，却远赴云南府，在中国家庭传教会开办的盲人学校从教。她在明心学校完成学业之后，去了其他地方教书，她的精神和态度都在不断提高。1922 年 10 月，她勇敢地去了云南府。她写道："要我去云南的电话来了，我觉得我应该去，但还没准备好。当天晚上，赖马西博士和我一起祈祷，并给了我很好的建议。达勒姆小姐和周小姐来安慰我，因为她们知道这对我来说并不容易，因为我是学校里唯一一个不得不走这么远的人，必须离开我所有的朋友，去一个陌生的地方，说一种不同的语言。"

从 1922 年到 1929 年，岁月艰难。余小姐在新开办的学校里为管理、财务和教学做了很多工作。整个职责对她而言，这几乎是太过分了。最后，朋友的帮助对于余小姐来说意义重大。1929 年 5 月，阿黛尔修女和安娜 · 穆勒修女来到这里，与余小姐一起照顾学校。从那以后，学校取得了很大的进步。

1932 年，余女士与安娜 · 穆勒修女一起回到明心学校，告诉我们云南省学校一步一步的进展。这是开拓性的工作，赖马西博士坚信女孩可以去其他地方工作。

雷学楷小姐也曾写出心中的感慨。她出生在一个大村庄，那里所有的人都相信神明。但雷家现在已成为一个基督徒的家庭，雷学楷是家里第一个跟随基督的人。出生时父母非常爱她，但很不幸四岁时她失去了视力。自从来到明心学校之后，她一生都非常开心，所学课程不仅给予她知识，也给了她独立，因此她非常努力地学习所有课程。她毕业后在明心学校教学二十多年。每当读书、编织或制作衣服时，她会想到如果没有明心学校，自己将是一个无用的人，周围环境将非常困难。现在回家时，家人尊重她。如果没有明心学校，她会坐在椅子上一整天无事可做。

从明心学校毕业时，雷学楷认识了赖德太太，赖德是按摩老师，雷学楷请她助弟弟上学，协助在中国的哥哥完成学业后继续去美国就学，直至成为一名牧师。雷小姐反复重申，如果没有明心学校，她将会住在贫穷的村庄，在那里将无法认识朋友们。

八、广州盲人协会

1939 年 2 月，广州盲人协会成立。这是明心学校工作的又一进步，也是对它的完美补充，正好用来庆祝明心学校成立 50 周年。

1937 年至 1938 年期间，明心学校产生了三个与其工作有关的重要目标：赖马西营地、防失明计划以及成立盲人协会。事情始于广州德国医生 J. H. F. 奥托（Otto）博士的询问，明心学校是否可以接收两名红十字会医院的盲女，以避开兵荒马乱的社会。因为明心学校是学校，不能把大人和小孩混合，因此希望通过成立广州盲人协会来帮助这些成年人。

奥托博士理解了情况，决定为创建协会而努力。他与道森先生探讨该项目并获得支持。道森先生是印度、澳大利亚和中国渣打银行的经理，道森先生及其夫人都给明心学校提供了很多帮助。

1939 年 2 月 3 日，道森先生在家中举办首次会议，会议聚集了一群海军军人、商人和传教士，分别代表英格兰、澳大利亚、德国、印度、中国和美国。当天，广东盲人协会成为一个法律实体。2月10日，盲人协会第一次执行会议在明心学校举行。委员会选举构成如下：

主席：岭南大学赖德（Laird）夫人；

副主席：沙面贝可卡（Baker-Carr）夫人、红十字会奥托博士；

财务会计：夏葛医学中心葛瑞斯·鲁珀特（Grace M.Rupert）小姐；

秘书：夏葛医学中心玛丽·毕斯乔夫（Mary Bischoff）小姐；

委员会成员：沙面兰卡斯特（Lancaster）博士、广东基督救世军达巴（Darby）准将、明心学校代表爱丽丝·卡彭特小姐。

在这一年里，明心学校和其他团体及个人，一起在广东参与盲人协会进步的、建设性的、向前看的协会活动。朋友们都非常热情地接受成立协会的想法。在赖德女士干练的主持下，协会设定其主要目标为“帮助盲人自力更生”。

协会充分认识到，各行各业中的盲人有两大需求，一是盲人由于视力缺陷而导致终日无所事事，应该把他们从这种状态中拯救出来，二是应该让他们在正常世界中感到自己是有用的人。他们需要书籍及其阅读能力，他们需要接受培训，以及从事他们力所能及的劳务，如针织、按摩、编藤、编织等。考虑到这些人的心理需求和正常人一样，协会要为盲人处理很多事情。

培训盲人面临的最大问题之一是，确保那些已经毕业的盲人能够就业。这个问题的解决方案，在于看谁有能力雇用那些盲人。也许我们需要更加全面地集中精力开展有关盲人视力教育的运动，相信在我们盲人学校接受过培训的人员，在某些工作方面都很熟练，并能够提供有价值的服务。

为此目的，需要增加明心学校的学生和老师与正常人之间的联系。盲人协会是个成功的案例。在很短的时间内，协会提供了无可比拟的服务。另一个进一步的方式是假日中心，赖马西营地将成为其中的一部分。明心学校的教师和学生能够参加各种会议、休假、团队活动和游戏。确信那些与训练有素的盲人密切接触的人会相信他们具备正常反应，盲人们渴望避免被视为另类，他们愿意参加正常人的活动。他们参与此类活动的准备，以及他们的专业培训，使他们的工作值得期待。

与未来的活动有关，希望明心学校年龄较大的学生，可以与受过训练的年轻人一起，在监督下参与乡村派对。他们对圣经和音乐的了解使他们特别适合这种活动，并且通过一些额外的方法训练，让女孩们都成为活动的一部分。希望有更多的正常人能够理解他们，从而使明心学校能够出现一大批有用的牧师。

九、赖马西夏令营

香港教会办的学校，所有盲人和明眼人老师，都有两周休假。在夏令营里，明心师生被作为朋友接待，与那里的师生一起享受生活，有关费用由广州女子国际俱乐部资助的 200 港元支出。该设想由道森夫人提出，她准许老师们休息一段时间，去感受大海，在海边拾贝。玛丽·比肖夫小姐给老师们带薪假期，这是赖马西营地计划的首次尝试。

就这样，通过慷慨的朋友帮助，明心学校的一些盲人教师第一次发现了海边的乐趣：飞溅海水、涓涓细沙、海贝壳的秘语。这些经历如此美好，明心董事会投票决定为明心的老师和孩子们举办夏令营，这也是50周年纪念的一个项目。夏令营的地点选在香港附近，前一年的美好经历会继续，并且一年中可以在那里偶尔开几次会议。

香港主教正在寻找一个可以建立基督徒营地中心的地方。明心的营地将成为这个社区的一部分，从而为盲人提供与正常年轻人接触的机会，与他们一起玩乐并建立友谊。

为了纪念明心学校的创始人，经过投票，明心度假中心被称作为赖马西营地度假中心。已收到一部分资助，但还需要更多。土地和住房的成本相对较低。希望今年很多人可以来这里度假，赖马西营地物尽其用，将成为一个梦想成真的地方。

想象这样一幅画面，看着老师和孩子们在海边休息和玩耍，可以更充实地体验生活，并在度假中心与朋友会面。非常感谢所有帮助我们实现这一目标的人，相信未来人们对此项目的兴趣会越来越大。

盲人朋友将受到更好的培训，看到年轻人愿意与他们合作，因为他们在未来几年中将一同为振兴中国而努力。“防盲计划”是我们对未来的希望，每天都在为实现这些希望而工作，并祈求力量和机会。我们渴望看到全省各地都开展“防盲计划”，并与官方一起，和为之奋斗的各国、各组织建立联系。

营养不良是占比很大的致盲原因，失明的原因所有国家都大致相同。每500人中，很少有人天生失明。失明是一个贫困家庭儿童的常见遭遇——“当我四岁的时候，我的眼睛出了问题而导致失明。”有关失明的原因，在这里编制统计报告尚不可能。其中，麻疹后失明是最常见的原因。

通常，最美丽、最芬芳的花朵出生自最脏的污物和泥土。鲜花吐露芬芳前，除了丑陋的泥土很难看出其他迹象，甚至很难相信它真的会开放。美丽的夏水仙，它的叶子长出来就枯萎了，然后当植物的所有痕迹看上去似乎都消失的时候，奇迹发生了，一个可爱的绽放抬起它的光辉的头，富含香气，并带着欢乐的奇迹，直入人心。因此，尽管破碎的肥料遍布全身，但心里充满希望、头脑充满对未来的梦想，并显而易见地填满了忠诚。展望未来，我们希望看到明心学校的毕业生在服务和实用方面的成长。

（本文由方益昉、卜茹雯根据明心学校50周年纪念册编译整理）

一例成功的临床剖宫产报告

J. H. 麦卡尼医学博士

我被唤去出诊，处置宫缩启动后已达 3 天的产妇。到现场发现，她的疼痛已停止一段时间。患者主诉，近几周无法行走，经体检发现，腹部呈怀孕状，但肌肉异常松弛。实际上，她的妊娠腹依然处于大腿上与大腿间的正常位置。患者脉搏无异常，但贫血非常严重，营养不良。

由于骨盆的极度狭窄以及后外侧的大量骨形成，产妇的阴道根本不能容纳 2 个手指。子宫极度前屈，并且因无法施行阴道检查，以致难以判断骨盆实情。病情一旦确定，且无可逆转，只能建议产妇接受剖宫产。这是产妇的唯一生存机会，也是唯一可能拯救胎儿的途径。此前，家属们一致断定她将死于本次分娩（这相当少见，通常中国家庭遇事众说纷纭）。由于告知他们还有一线希望，一大家子愿意马上送产妇到医院。下午 1 点，我们回到医院的同时，立即安排产妇入院。第一时间给她全身洗澡，并换上病号服，半小时内推入手术室。郝（Hall）医生为其做氯仿麻醉，她顺利吸入，很快昏睡。英国炮艇军医巴斯（Baiss）临时充当手术一助，康莱特医生（H. L. Canright）刚好路过重庆，欣然答应在手术现场照顾新生儿。我们首先沿腹中线切开皮肤，切口从肚脐下方约 1 英寸处，延伸至约与耻骨相同的位置，但发现切口太小，不足以让子宫展露出来。随后再把切口扩大到肚脐上方，于是子宫能够分离出来。切口后子宫顺利打开，婴儿被成功取出，我们顺手将子宫附件切除。与此同时，巴斯医生用双手紧紧按压子宫，有效防止大出血（事实上，手术全程中产妇的出血量，远远少于正常分娩时的数量）。新生儿刚取出时，几乎没有生命体征，但我们立即用毛巾将其包裹，并单独安放一处。不一会儿，婴儿开始呈现生命迹象。随后，康莱特医生将注意力集中于复原手术。我们认为婴儿取

The China Medical Missionary Journal.

Contents of No. 3, July, 1902.

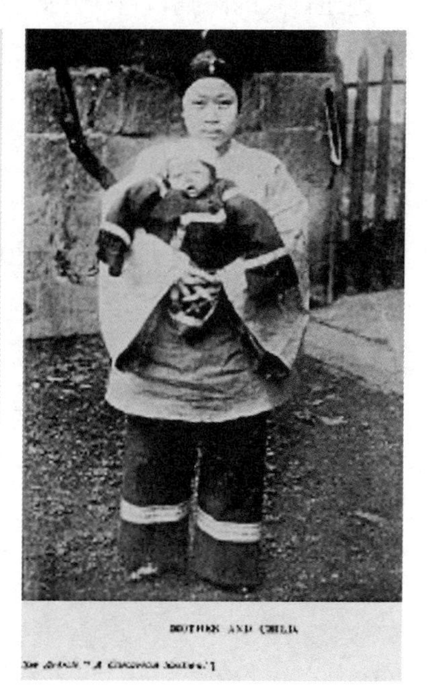

博医会报目录页（左）、产后母婴合影（右）

出后，应将母体的子宫及附件全部切除，有助更好避免术后感染，且该产妇以后不适合再次怀孕。据此，进一步对她实施完整的子宫全切术。我们用重磅真丝织物做结扎，用双排肠线缝合残端和腹部表面。临近手术结束，患者生命体征呈衰弱迹象，立即注射士的宁后，病症迅速缓解，药效十分显著。术后不过几分钟，患者状态好转，腹内用肠线缝合，腹外切口交替使用肠线与丝线缝合，再用碘仿涂匀，绑上绷带，送回病房，床边置热水瓶备用。第二天，产妇体温上升至华氏 102 度，但很快恢复正常。术后 2 天内，仅进食开水和米汤，接下来几天，开始喝粥。我们要求患者术后 20 天内下床活动，30 天出院。不过她违背我的医嘱，自一开始就以少量母乳喂哺婴儿，一直哺乳至今。她的乳房与体形相比，显得异常大。本文所附照片摄于术后 6 周。患者身高约 4 英尺 2 英寸，体重约 85 磅，现年 23 岁，18 岁结婚，是首次妊娠生产。

（译自博医会报 1902 年 7 月号，第 109—110 页）